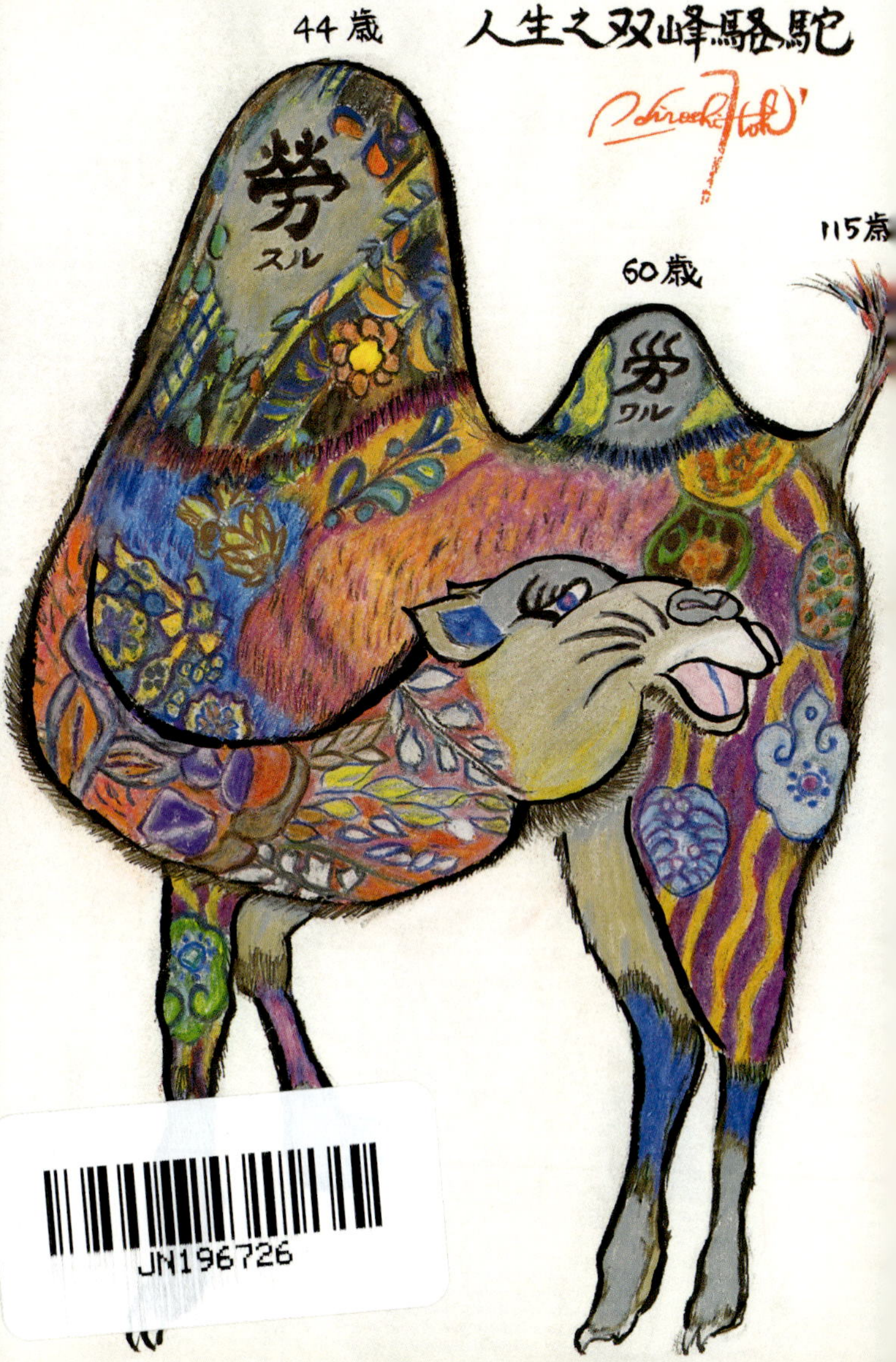
44歳
人生之双峰駱駝
労
スル
60歳
労
ワル
115歳

朝日新書
Asahi Shinsho 984

老化負債

臓器の寿命はこうして決まる

伊藤　裕

朝日新聞出版

間違えたことのない人間は、何も新しいことをしなかった人間だ。

アルベルト・アインシュタイン

はじめに　健康長寿を「お金」で理解する!?

あなたに、まず次の質問をしたいと思います。

「もし、あなたがお金に困って知人に相談した時、その人が少し考えて、次の二つの選択肢を示したとします。あなたならどちらを選択しますか?」

〈選択肢A〉気の毒だから、100万円をあなたに、無利子で貸してあげます。返す余裕ができた時に返してくれればいいです。

〈選択肢B〉わたしもそれほどお金に余裕がないので、コインを投げ、表が出たらなんとか200万円、同じように貸します。しかし、裏が出たら残念ですが、お貸しできません。

ほとんどの人は、当然、選択肢Aを選択するでしょう。

しかし、**もしあなたが単にお金に困っているだけでなく、今200万円の負債を抱えていて、返済を迫られていたらどうでしょう。**その時、その人から、次の二つの選択肢が提示されたとします。

〈選択肢A〉100万円融資してあげます。その場合、負債はなくなりませんが、負債額は100万円に減りますね。

〈選択肢B〉もう一つ別の提案をします。コインを投げ、表が出たら、わたしは、無理して、200万円を融資します。その場合、支払いが全額消滅しますね。しかし、裏が出たら、申し訳ないですが、融資はしません。その場合、負債額は残念ながら変わりません。

最初の状況では、どちらの選択肢でも、手に入る金額の期待値は100万円と同額であるにもかかわらず、堅実性の高い「選択肢A」を選ぶ人のほうが圧倒的に多いでしょう。

後の状況でも、期待される金額は、同じ100万円です。単純には、多くの人はやはり選択肢Aを取ると思いがちです。しかし現実は、最初の質問で「選択肢A」を選んだほぼすべての人が、後の状況ではギャンブル性の高い「選択肢B」を選ぶことが実証されています。

これは、2002年にノーベル経済学賞を共同受賞した心理学者で米プリンストン大学名誉教授だったダニエル・カーネマン（以下すべて敬称略）の「行動経済学」の中核となる「プロスペクト（期待）理論」を示す質問です。人は冷静に物事を考え（スロー思考）て行動しているのではなく、目の前の損失を小さくしたいという即興的な考え（ファスト思考）に従って行動しがちであるとするものです（ダニエル・カーネマン著 村井章子訳『ファスト&スロー――あなたの意思はどのように決まるか？（上）（下）』早川書房 2012年）。「損失回避」（人は報酬より損失のほうを大きく感じてしまう）の原理です。最初の状況では、100万円得られることがみすみす消える損失を重視して行動し、後の状況では、100万円の負債が残る損失に目がいってしまうのです。最初の場合、「50%の確率で何も手に入らない」というリスクを回避し、後の場合では「100%の確率で確実に100万円を返済しないといけない」という損失を回避して、「50%の確率で返済義務を免除されよう」としているのです。この理論には、現在批判もありますが、われわれがリアルワールドで取る行動をある程度示していると思います。

われわれにとって、やはり〝お金〟の問題は切実で、そして、目の前の負債返済には真剣に向き合えるということが、改めて印象づけられるのではないでしょうか。また、困った時には、ある程度のギャンブル性に期待する現実もあります。

「質問：あなたにとって、人生において最も大事だと思うことはなんですか？」

――2018年4月17日に実施された、マイナビニュース会員502人に対してなされたアンケートでの質問です。回答結果は、次のようになりました。

1位「お金」30・5％
2位「愛」25・5％
3位「希望」11・8％
4位「知識」10・4％

5位「努力」8・8％
6位「その他」7・6％
7位「友情」5・6％

また、メットライフ生命が行った「老後を変える全国47都道府県大調査」（2022年6月実施、全国47都道府県に在住の18歳～70代の男女、合計1万4900人）では、**「質問：あなたは、老後について不安を感じるか？」**に対して、自分の老後に不安を感じている人は、どの年代でもおよそ80％以上でした（60～70代のみ80％を下回る79・7％、全体では84・4％）。そして、**「質問：あなたにとって、老後について心配・不安だと感じることはなんですか？」**については、このような回答結果となりました。

1位「お金」58・6％
2位「健康」54・5％
3位「認知症」50・9％

これが老後の三大不安原因でした。この回答には全く頷《うなず》けますが、やはりお金は健康より「気になる」人が多いということも現実です。

「健康」はお金で買えない、お金があっても早死にしては意味がない、というのはまさに正論です。しかし、やはり「先立つものはお金」がリアルワールドでの本音です。

2019年、金融庁の金融審議会「市場ワーキング・グループ」が「老後20~30年間で約1300万~2000万円が不足する」と公表した、いわゆる、老後資金2000万円問題は、当時大いに物議を醸しました。これはあくまで、夫65歳以上、妻60歳以上の夫婦のみの無職世帯では毎月約5・5万円の不足が起こるというモデルケースでの話でしたが、この発表を受けてすぐさま、老後の生活でのキャッシュフロー（現在の収支と今後のライフプランをもとに、将来の収支を予想した貯蓄残高の推移表）を試算した方も多いと思います。

「質問：あなたにとって、人生の最大の〝関心事〟はなんですか？」

このアンケートの結果では（大和証券株式会社実施、大和証券に口座を持つ公務員に対するウェブアンケート、2016年7月29日~9月9日）、年代別にこのようになりました。

20代　100％が結婚
30代　子育て、住宅購入（ともに29％）
40代　退職（33％）、子育て（21％）、ローン返済（14％）
50代　退職（54％）、ローン返済（14％）

つまり、年を取るにつれその関心事は変わりますが、教育資金、住宅資金、老後資金が三大関心事。やはり「お金」です。

もちろん「健康」が大切であることは皆さん理解されていると思います。がんや難病に罹ってしまった場合はたちまち、人生の一大事と感じるようになります。しかし、肥満傾向で、血圧や血糖が少し高い程度の体の変調を指摘されても、正直、切実に感じない方がほとんどだと思います。「お金」の問題ほどは、真剣に取り合わないのではないでしょうか。

わたしの専門はホルモンを扱う内分泌学で、言わば痛くもかゆくもない病気、すなわち肥満、メタボリックシンドローム、それによって引き起こされる高血圧、糖尿病、脂質異常症などいわゆる生活習慣病の患者さんを診療してきました。こうした疾患はサイレントキラー（沈黙の殺し屋）と呼ばれます。放置しておくと、血管を傷害し細胞の代謝を狂わせることで、腎臓病、脳卒中、認知症や心筋梗塞、心不全などを起こします。また、膵臓《すいぞう》がんや大腸がん、胃がん、子宮がんなどを引き起こすことも知られています。筋肉の細胞の代謝が落ちることで、筋力低下や筋肉量の減少を起こし、サルコペニア（サルコは筋肉、ペニアは不足）と呼ばれる病気も引き起こします。これは高齢者の虚弱（フレイル）の原因として大きな問題となっています。わたしはこうした一連の疾患全体を**「メタボリックドミノ」**（伊藤裕、2003年「日本臨牀」）と呼んでいます（12ページの図1）。

世界では1年間に5700万人以上の人が亡くなっていますが、現在もこうしたメタボリックドミノの疾患で死亡する方が7割以上を占めており、いまだ撲滅されていません。

たとえば高血圧の方（血圧140／90mmHg以上）は、現在日本で4300万人ですが、そのうちうまく血圧をコントロールされている方は、約4分の1の1200万人です。患者さんの体重が徐々に増えて血圧が上がってきた時に（血圧は肥満になると上がってくることを知らない方がまだまだ多い！）、われわれ医師が「このままでは、将来いろいろ病気が起こってきて長生きできません。認知症や寝たきりになるのはつらいでしょうし、周りの方

図1　メタボリックドミノ

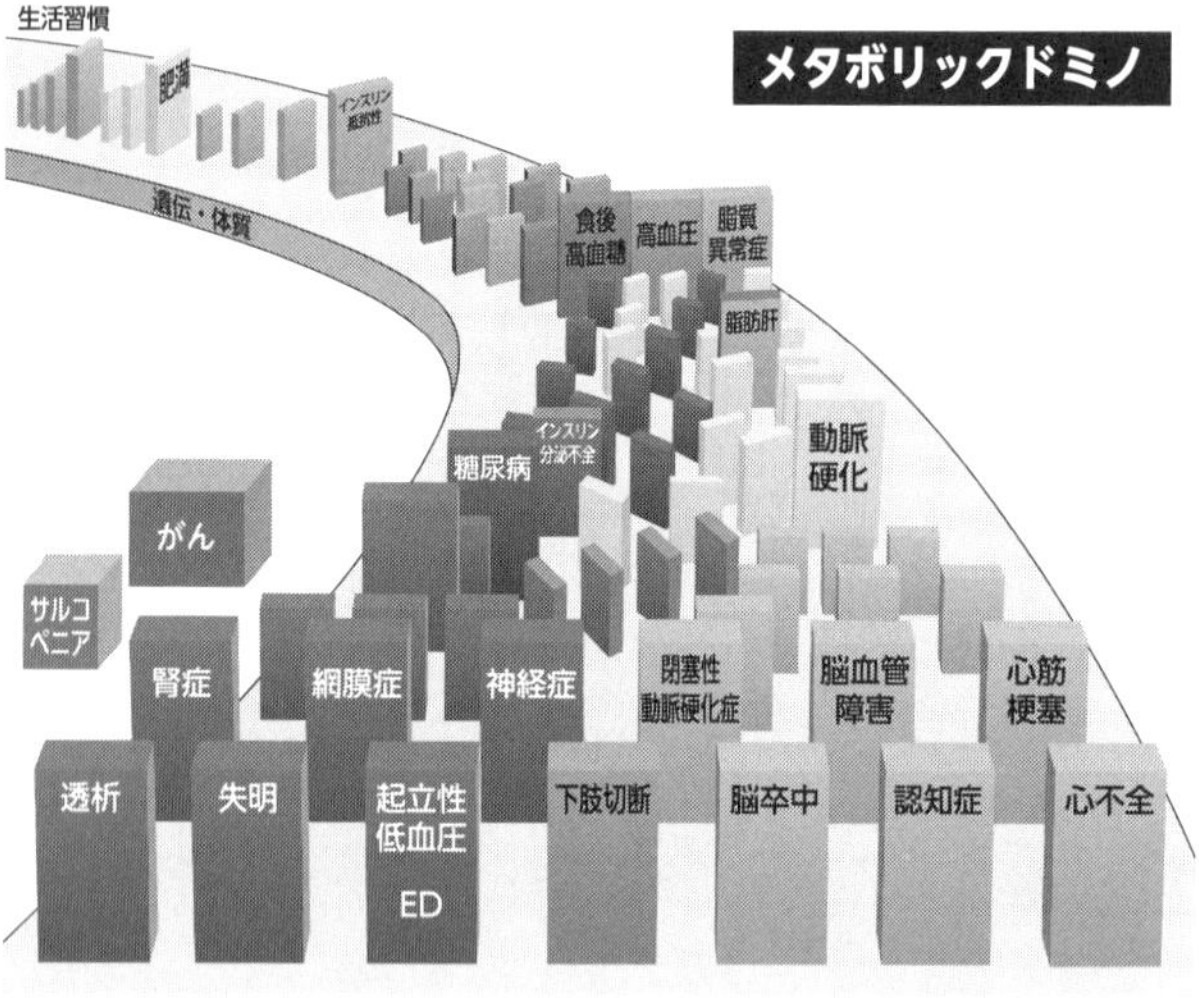

にも負担をかけるようになりかねません。ですから、そろそろ真剣に生活習慣を見直し、肥満を解消し、それでも血圧が高いようであれば、薬を飲んでみることも考えましょう」とお話ししても、患者さんは「自分は健康だ（と思っている）」「放っておくと大変なことになると脅すようなことは言わないでほしい」「平穏な普段の生活を乱してほしくない」「自分はそう簡単には、病気にはならない」「自分は〝境界〟かもしれないが、〝境界〟は病気ではない」「病気になったら治してほしい」と言われます。

　われわれ医師も、あまり強くお話し

することで患者さんとの関係が悪くなってしまい、それが原因で来院しなくなり病気が放置されることのほうを恐れます。ゆえにそれ以上は言わず、妥協的な医療をしがちです。医師も患者も、病気から目をそらすことになります。旭川医科大学の長谷部《はせべ》直幸《なおゆき》名誉教授はこれを**「知らんぷり高血圧」**と呼びました。この現象は、今**「クリニカルイナーシア（臨床的惰性）」**として医療界では大きな問題になっています。

日本人は驚くほど、自分の体、健康問題については楽天的で、かつ、その管理を他人任せにしがちなのです。この日本人の「自分は大丈夫だ」という根拠のない妄信、呑気な健康リテラシーを変えない限り、健康寿命、さらにわたしが提唱した**「幸福寿命」**（伊藤裕2018年）はこれ以上延びません。

そのような現実を目の当たりにして、わたしは、これまでの健康管理の考え方だけでは限界だと痛感しました。そして、「健康はお金で買えない」のだけれども、思い切って、多くの人にとって人生最大の関心事である**「お金」の観点から、健康長寿を考えてみてはどうか**と思いあたりました。健康や幸福（ウェルビーイング）は人生において大切な問題であり、お金のような世俗的な問題、「金勘定」に置き換えるのは不謹慎だと言う方もおられるかもしれません。しかし、お金になぞらえることで人々の目の色は変わり、健康管理を自分事として切実に考えるようになるはずだと考えたのです。

　その意味で、ここで皆さんに申し上げます。老化は「負債」である。溜まりすぎると破綻するが、努力で返済もできるものである、と。

　現在、老化の研究が飛躍的に進んでいます。老化は、自然の成り行きとして漠然と「仕方ないもの」として受け入れる時代は終わりました。高齢社会を迎え、加齢の中でわれわれが経験するようになった多くの病気は、長年にわたる悪い生活習慣や生活環境によって生じる臓器の営みの不具合や誤作動が積み重なり、その結果、次第に臓器が損傷し機能しなくなることで起こることが明らかになっています。そして、そのメカニズムが解き明かされ、このプロセスを元に戻すこともできる可能性も示されるようになっています。老化はまさに、**人生という営みの中で起こるひずみによって生じ、放置しておくとどんどん蓄積し、生活を続けるうえで大きな支障になる、しかし、気をつけて努力すれば返済することもできる。これは「負債」そのもの、「老化負債」**と呼べると考えました。

　こう捉えると、老化というものが、不可逆な宿命としての存在から、生活と地続きにあって「なんとかする」余地のあるものに思えてきます。

　この老化負債を「返済する」ことで、われわれはいくつになっても「若返る」ことができます。自分の現在の「老化負債」がどれほどあるのか、どうすれば気付けるのか、負債が嵩《かさ》まないようにするにはどうすればいいのか、そして、どのようにして返済していけばいいのか、これから、正しい「老化負債」の返済法についてお話ししていきます。

本書巻頭の口絵をご覧いただいたでしょうか。あとで詳しくお話ししますが、最新研究では、老化には44歳と60歳の二つの大きな節目の時があるといいます。この節目をうまく乗り切れば、われわれは人間の限界寿命、115歳まで、幸せに生きられるのです。そのためには、一つ目の節目には、体と心をうまく労《ろう》すること、二つ目の節目には、うまく労《いた》わることが大切です。

わたしは、人生のこの二つの節目の盛り上がりをフタコブラクダのこぶに例えて、この絵を描きました。高温の中、水分、食料不足に耐え、人を乗せ、重い荷物をつけて1日100km以上、何カ月も歩ける、別名〝砂漠の舟〟と呼ばれるラクダ。そんな強靭な心身を持って人生の荒波を漕ぎ進んで行ってもらいたいのです。

伊藤　裕

富を軽蔑するように見える人々を余り信用しないがよい。富を得る望みのない人々が、それを軽蔑するからである。

『ベーコン随想集』(渡辺義雄訳　岩波文庫　1983年)

人々は、お金では貴いものは買えないという。そういうきまり文句こそ、貧乏を経験したことのないなによりの証拠なのだ。

ギッシング『ヘンリ・ライクロフトの私記』(平井正穂訳　同　1961年)

老化負債

臓器の寿命はこうして決まる

目次

第三章　〝負債病〟の正体　89

第四章　老化負債はどのように生まれる？　107

第七章　今日からできる賢い投資のススメ　181

帯・図版デザイン　師田吉郎
校閲・校正　くすのき舎
藤本眞智子

第一章

老化は「負債」である！

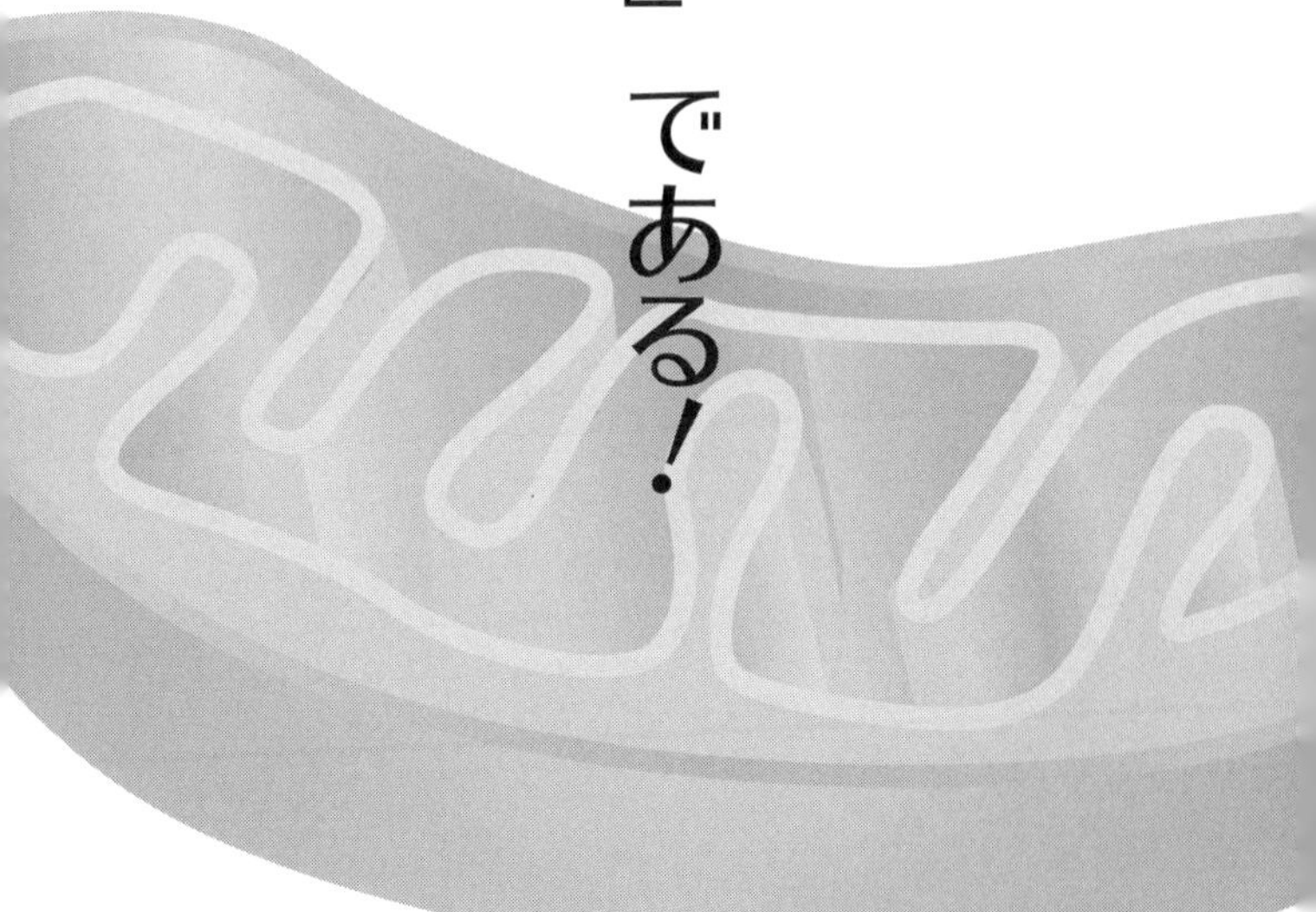

生命とは、各瞬間において均衡が失われては取り戻される不安定な統一組織《システム》であり、無活動《イネルシー》こそ死と同義語なのである。

シモーヌ・ド・ボーヴォワール『老い（上）』（朝吹三吉訳　人文書院　1966年）

老化は、生きるための「負債」

資本主義社会においては、お金がなくては生きていけません。地球という住処《すみか》の中で、80億人の大所帯として生きるわたしたちにとって、お互いのコミュニケーションのための「言語」と衣食住など生活必需品の確保に「お金」は、必須のアイテムです。お金至上主義から脱却して、別の価値である、人々の共通の福祉、コモンズの増進を目指そうと叫ばれるようになってきてはいますが、それでも、何はともあれ、先立つものはお金です。

お金は、確実に、生活力をわれわれに与えてくれます。より大きな生活力を身につけるためには、お金を貯めることが求められますが、その過程では、一時的にせよ「負債」が生じます。某通訳のようにギャンブルで大損するようなことは皆が経験するわけではありませんが、住宅ローン、奨学金などは日常茶飯事であり、生きるうえで「負債」はその多寡は別にして避けて通れないものです。

仏教では、「生老病死」、生まれること、老いること、病気になること、そして死ぬことを「四苦」としています。「苦」は苦悩なのですが、苦しいことというより、われわれの意志ではどうしようもないことという意味が強く、ままならぬゆえ、ときには苦しいと感じることも当然あるという考え方です。生老病死のライフコースにおいて、必ずわれわれは、先祖代々受け継いだ「遺伝子」を日々「使って」生きています。〝血のつながり〟といいますが、遺伝子は、この〝血〟に当たります。遺伝子を使って、さまざまな臓器を作りそれを維持管理し、動かすエネルギー源を供給し続けるのが「生きる」ということです。

詳しくは後の本文で説明しますが、**遺伝子を使うことは、お金を使うことに似ています。**ですから、どうしてもわれわれが生きる以上「負債」が生じます。この「負債」が仏教では、「苦」と表現されているのだと思います。一時的な借り入れは即時返済して、健康な心身を維持するのですがこの返済行為がうまくいかなくなると、どんどん負債が溜まっていきます。これが「老化」です。そしてついには多重債務になり返済不能となると、「死」に至ります。比喩的なお話をしましたが、現在の医学では、生きることで必然的に生まれるこの「老化負債」について、その科学的な実態が明らかにされつつあります。

メイド・イン・ジャパンの老化、病気、そして死の方程式

生物にとって、「死」は必ず訪れます。死の原因はさまざまです。

2019年、全世界で最大の死因は虚血性心疾患（狭心症や心筋梗塞）であり、全体の16％を占めています。脳卒中および慢性閉塞性肺疾患が、第2位および第3位であり、それぞれ総死亡の約11％および6％です。

第4位は、下気道感染症で、呼吸器の感染は世界で最も致死的な伝染病（感染性疾患）です。高齢者、とくに寝たきりの方の肺炎は大きな問題です。

アルツハイマー病などの認知症が死因の第7位となりました。女性に偏っています。これは、女性のほうが長生きであることが原因の一つと思われます。第8位は下痢性疾患で、

さまざまな細菌、ウイルス、寄生虫などで汚染された食べ物や飲み水により起こり子ども の死因として重要ですが、衛生状態の改善で減少傾向です。第9位に糖尿病が入り、男性死亡の最大の増加の原因となっています。そして、腎臓病がトップ10入りしました。

このように、主要な死因トップ10のうち7つが生活習慣によって起こるメタボリックドミノの疾患で、これら7つが全死亡の44％または上位10位の80％を占め、深刻な医療問題になっています。しかし、世界的には公衆衛生管理がまだまだ不十分で、感染症が依然トップ10に残っています。

また、こうした〝病気〟だけではなく、世界から注視されながら、いまだ継続され、激化の懸念もある紛争・戦争や、今後は最大の人類の危機になることが危惧される、気象問題、飢饉・災害も死に直結する重要な課題です。事実、これまで人類の平均寿命は順調に延びてきましたが、新型コロナウイルス感染症が発生した2019年以降、経済活動が縮小し、収入が減ったことなどにより、アメリカ、ブルガリア、スペイン、リトアニアなど少なくとも27の国で平均寿命が減少に転じました。また主要国の20代の死因の第1位は自殺と不慮の事故であり、心の病も解決されていません。個人の生活習慣だけでなく、世界的には、われわれを取り巻く社会の生活環境の問題も重要です。

一方、日本の状況はどうでしょうか。2022年の日本人の死因は、第1位は悪性新生物（いわゆる、がん）で38万5787人（24・6％）、第2位は心疾患（高血圧性を除く）で23万2879人（14・8％）、第3位は老衰で17万9524人（11・4％）、第4位は脳血管疾患で10万7473人（6・8％）です。世界全体の現状とは、少し異なっています。

実は、日本は世界一の「がん大国」です。高齢化が進んでいる日本では、がんになる人もがんで死ぬ人もその数は年々増加しています。2021年の調査で、がんになる人はほぼ2人に1人（男性65・5％、女性51・2％）です。皆さんはこのことをどう実感しているでしょうか。自分はがんにならないと思っている、〝おおらかな〟方も多いのではないでしょうか。運動会で赤組になるか白組になるかと同じ確率です。日本では、「自分は、がんになるのか」というより、「いつ、がんになるのか」を悩むべきです。そして、男性の4人に1人、女性の6人に1人はがんで亡くなっています。がんの5年生存率は、2009〜11年の統計で、64・1％（男性62・0％、女性66・9％）です。すべてのがんの平均ですので、がんが発生する臓器、細胞の種類によっては、もっと高い生存率のものが多く存在します。

日本のがん医療が世界の中で遅れているのではありません。年齢構成で調整したがんの罹患率は、2010年頃からほぼ横ばいです。生きている以上、一定の確率で、人間は、がんになってしまいます。一方で、がんによる死亡率は1990年代半ばをピークに減少しています。臓器別にがんを見てみると多くの部位で、生存率は増加しています。早期発見とがん治療の進歩のおかげです。

日本は、戦後、衛生、栄養環境の整備、そして国民皆保険制度の実施、献身的な医療者の姿勢などに支えられ、平均寿命は過去順調に延び、WHOが発表した世界保健統計2023年版によると、日本人の平均寿命は84・3歳で世界第1位です（男性は81・5歳で、スイスの81・8歳に次いで2位。女性は86・9歳で、第2位韓国の86・1歳を0・8歳上回って第1位）。そして今も延び続けています。終戦直後、日本人の平均寿命は50歳程度で、寿命は倍近くになったわけです。もちろん、生物として日本人がどんどん進化して強くなっていったわけではありません。他の国々と比べて、感染症対策が行き届いていること、そして、かつて、死をもたらす〝横綱〟疾患であった、高血圧による脳卒中や心筋梗塞に対する予防、治療のレベルが格段に向上し、日本人はこのような疾患で死ななくなりました。

いや、**このような疾患では〝死ねなくなった〟**のです。こうして、長寿の国ニッポンでは、長い「老後」が生まれました。

その結果、がんによる死亡が〝目立つように〟なったのです。がんの発生率はあまり変化していないことからわかるように、がんも感染症もある意味、人生においてどうしても一定の確率で偶然に遭遇してしまう病です。がんは、遺伝子に傷がついて、たまたまその場所の遺伝子が働かなくなり無制限に細胞が増え続けることで起こるので、偶然性が高い疾患なのです（もちろん病原体を排除したり、がんになった細胞を殺す免疫の力は、年とともに衰えるので、高齢者ほど、こうした病気になりやすいという事実はありますが）。若い人でも、感染症やがんに罹患して、あっという間に亡くなられる人がいます。

高齢になってからがんに罹った場合、その進行は遅いことが多いことから「がんを防ぐためにわれわれは老化する」という考えもあります。感染症が、公衆衛生管理の充実、抗生物質、ワクチンなどの開発で制圧されていく中、同じく偶然に起こる病であるがんに対する根本治療、予防法が見つからないため、がんによる死亡が日本ではトップになっているのです。

こうして日本では多くの人が長く生きることができるようになり、「老後」という期間が現れました。この「老後」という人生の延長時間も臓器は働かなければなりません。設計された期間以上に臓器が稼働するようになり、次第に、それまでには見られなかった臓器の変調、新しい病気が生まれてきました。**長生きすることができるようになったのは喜ばしいことですが、同時にわれわれは新しい病気を引き受けなくてはならなくなりました。**

つまり、「老化負債」によってもたらされる病気に悩まされるようになったのです。その代表が「認知症」や「心不全」です。これらの疾患は増え続けています。これまでは、〝ぼける〟前に死んでいたのです。心臓が〝へたばる〟前にわれわれは〝ことされて〟いました。

最近、優れたドッグフードが出回り、飼い犬が長生きするようになり、老犬問題が生まれたのと似ています。こうした病気は、老化負債が溜まりに溜まった末に起こった脳や心臓の不調であり、「負債病」と呼ぶことができます。

また、**日本人の死因として「老衰」が増えている**のも特徴的です。「老衰」ははっきりした病気が見出《みいだ》せず、死亡の原因が明確にわからない時につける曖昧な病名で、われわれ医師から見ると不名誉な病名です。日本で初めて見られるようになった現象です。「老衰死」は、「老化負債」が返済されないまま、全身のさまざまな臓器の不調が重なって、それに耐えきれなくなって少しの刺激でバランスが一気に崩れ、不整脈や血圧低下、呼吸停止などが生じ「死」が訪れる状態です。家人が気がついた時には亡くなっていたというような状態です。ある意味、〝大往生〟かもしれません。

このように、われわれが長生きするようになり、初めて「生老病死」の流れが生まれました。それでは、われわれにとって、「老化負債」は死に至るまで、必ずずっと背負わなくてはいけない「苦」なのでしょうか。

超・超高齢社会で生きるスーパー元気なおじいちゃん

日本人の平均寿命はいまだに延び続けています。一方、少子化の進行は歯止めがかからず、日本の人口は、2008年に、1億2808万人でピークを迎え、その後は減少の一途です。日本の出生率は1974年以降、人口置換水準（長期的に人口が安定的に維持されるために1人の女性が一生の間に産む子の数）2・08を大きく下回り、2023年の合計特殊出生率（15〜49歳の女性の年齢別出生率を合計したもの）は1・20となり、東京都は全国最低の0・99でした。今後、出生率は低水準のまま回復せず、2060年には日本の総人口は8674万人にまで減少すると推測されます。高齢化率（65歳以上の人口の割合）は、2023年、29・1％に達し、すでに〝超・超高齢社会〟と呼ばれる世の中になっており、2060年には40％に達する見込みです。高齢者1人の生活が、数少なくなった生産年齢とされる15歳から64歳の若者・壮年者ほぼ1人の肩にのしかかることになります。これまでは、年金制度も含めた社会福祉は、数少ないお年寄りを多くの若い人たちが助ける形で考えられてきましたが、1人の若者の肩に1人のお年寄りが乗るという事態では、もはや自分自身を自分で支える考え方に変わっていかざるを得ないと思います。

しかし、数の上ではそうなのですが、高齢者を十把ひとからげに考えてはいけないと思います。次ページの図2は、年齢を重ねる中で高齢者がどのような生活をすることになるのか、そのたどる道を示したものです。1987年に60歳であった方6000名をフォローした結果で、それぞれの人の歩んだ人生が見て取れます。図2の下のグラフをご覧ください。この調査のサンプルとなった男性の19%は70歳になるまでに食事・排泄や移動、呼吸などに障害が出始め、やがて自立して生活できなくなりました。つまりこの段階で「健康寿命」が尽きたのです。厚生労働省の簡易生命表（令和5年＝2023年）によると、同年の日本人男性の平均寿命は81・09歳（女性は87・14歳）ですが、男性の70%は、70代後半までには何らかの障害が出現して、「平均寿命」近くになると人の手を借りて生活するようになります。一方、上のグラフを見ると、女性も12%の人が60代半ばまでには「健康寿命」が尽きてしまいます。そして、87・9%の人は70歳頃から障害が出始めて、徐々

図2　60代以降の健康状態

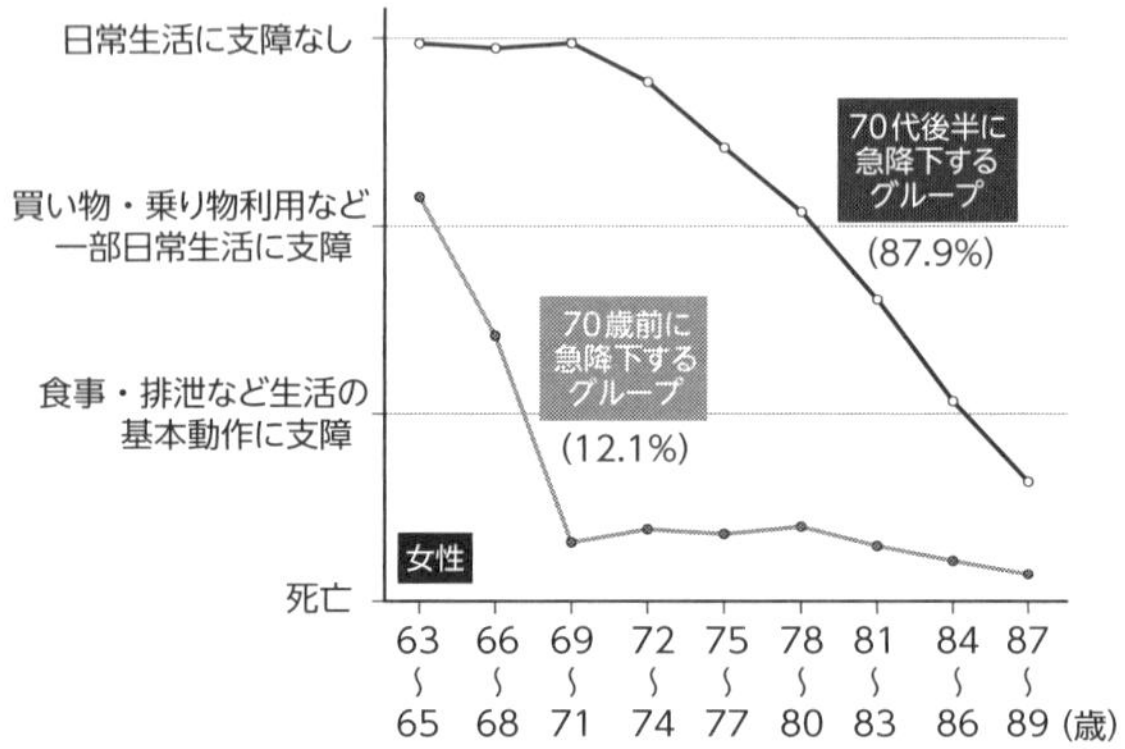

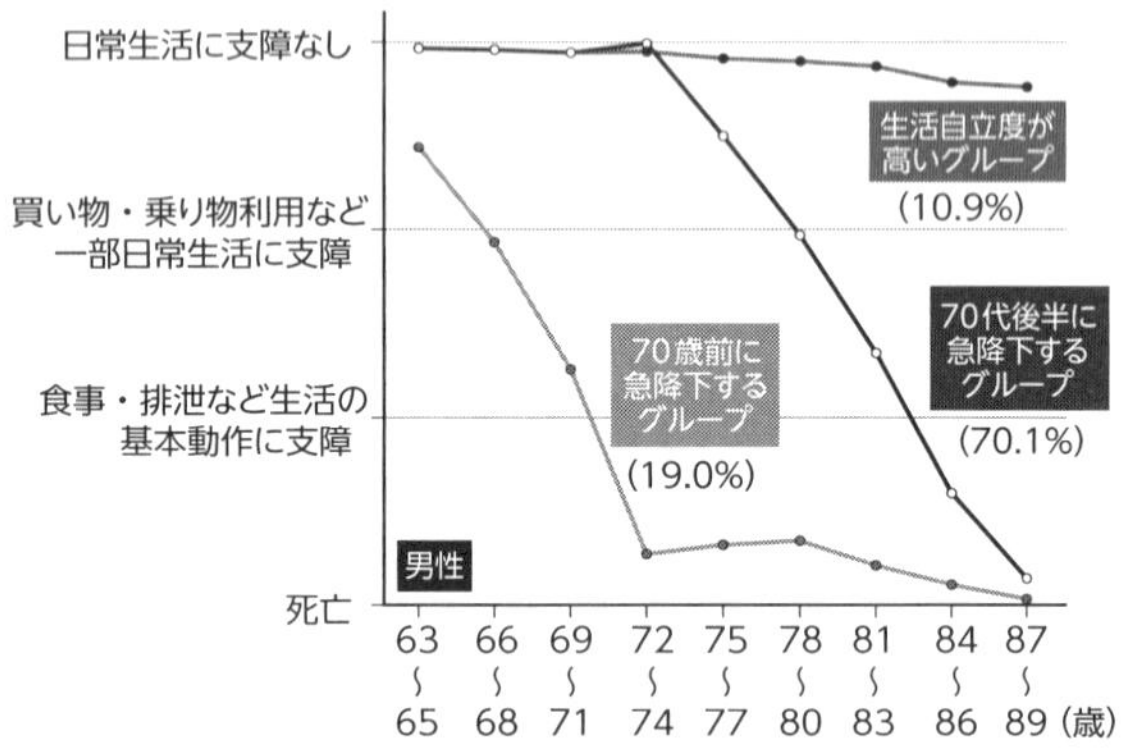

（秋山弘子「長寿時代の科学と社会の構想」『科学』 岩波書店　2010年１月号を参考に作成）

に進行し、85歳にもなると自立した生活は厳しくなり平均寿命の頃に寿命を迎えます。この様は、皆さんも近しい人を見ていて実感されているのではないでしょうか。

わたしが注目しているのは、男性の残り10％の方です。この人たちは、大変に元気です。90歳までもずっと自立して生きています。この調査では女性にはこうしたグループは見られません。「スーパー元気な10％の男性たち」の存在はこれまであまり注目されていませんでした。しかし、わたしは診療でそういった男性が確かに存在することを実感しています。彼らこそ、老化負債を返済し続けている人たちで、「長寿エリート」と呼べます（伊藤裕『「超・長寿」の秘密——110歳まで生きるには何が必要か』祥伝社新書　2019年）。

このような〝老化負債返済者〟は現在、確実に増えています。2007年時点で、介護不要者の割合は、高齢者の中で84％もいます。つまり、8割以上の方は介護なしで生活しています。この割合は、2050年になっても維持されると推定されています。

今、高齢者の新たな健康問題として、「フレイル」（虚弱）が大きく注目されています。これは、加齢により心身が老い衰えた健康と要介護の間の状態で、早く介入して対策を行えば元の健常な状態に戻る可能性がある段階です。フレイルになると、歩行速度が低下します。2020年改訂日本版CHS基準では1・0m／秒（これは、信号が赤から青に変わり、横断歩道を渡り始めて、信号がまた赤に変わらないうちに、信号を渡りきることができる速度）以下が、診断項目に挙がっています。高齢者の歩行速度は、1992年、80歳以上の方で平均0・8m／秒程度でしたが、2002年には1・0m／秒と伸びています。

また、インターネットを使いこなすことはお年寄りは無理と思われがちですが、70代では、2008年にはインターネット利用率が27・7%であったのに対し、2013年には48・9%にまで伸びています（総務省「通信利用動向調査」平成20年・25年調査より）。元気な高齢者もたくさんいて、その数は増えています。

老化負債を完済する人たち

人生100年時代、今生まれた子どもたちの半数は100歳まで生きることができると試算されています。現在、日本において100歳以上の方（百寿者と呼ばれる）はどんどん増えて9万人を超えています。そして今後も増え続けます。

一方、『ギネス世界記録2017』（クレイグ・グレンディ編　KADOKAWA　2016年）によると、史上最高齢はジャンヌ・ルイーズ・カルマン（フランス）で、122歳

164日（1875～1997年）、史上最高齢の男性は、京都府京丹後市《きょうたんご》の木村次郎右衛門《きむらじろうえもん》で、116歳54日（1897～2013年）となっています。また、人間の寿命の限界は、115歳あたりかもしれない、という報告もされています。これは、最高年齢者の報告が最近では頭打ちになっていて、115歳以上にならない事実によります。[1]今後、iPS細胞やゲノム編集技術などのように、われわれが想定もしなかったような、「不老不死」を可能にするノーベル賞級の発見がないとは言い切れませんが、わたしは今の「人間の定義」を変えない形での生命寿命の限界はこのあたりかもしれないと考えています。

事実、日本では110歳以上の方（超・百寿者）は150人ぐらいおられますが、その数は増えていません。その意味では、彼らは人間を完全に生ききった人、天寿を完全に全うした人たちです。彼らは人間として限界の年齢まで「老化負債」を返済し続け、その結果、限界年齢まで死に至るような大きな病気にならなかった人たちです。つまり、老化負債を〝完済した〟といえる人々なのです。彼らの存在は、老化負債完済が可能であることを示しています。

米国の二つの集団で、95歳以上とそれ未満の方で、がん、心臓病、糖尿病、高血圧、骨粗しょう症がいつ起こったかを比較した調査では、明らかに、このような疾患は95歳以上の人々では高齢になってから発症し、平均して発症時期に18〜24年ほどの差があったという結果が示されています。[2] つまり、95歳以上の人たちは疾患の発症自体が遅い傾向があるのです。そこまで生きられなかった人たちと同じ頃に疾患を発症したものの、その後長生きをしているというわけではないということです。生命を脅かすような病気になる時期が人生の最終盤にようやく来る。このことは「疾患の圧縮」と呼ばれています。

老化負債をうまく返済し続けていると、病気が起こりにくく、高齢になってから初めて病気に至る負債量に達したと考えられます。

つまり、老後を迎えても病気になりにくい人が本当に長生きできるのです。〝細く長く〟、細々と、いろいろな病に苦しみながら長生きするという図式ではなく、〝太く長く〟、つまり、ピンピンして長生きするのが現実です。〝太く〟ないと長生きはできません。**「太く」生きることが、「老化負債」を返済し続けることです**。がんは、誰でもいつでも罹る可能性があると言いましたが、日頃より「老化負債」を返済しようとする人は、そもそも、がんに罹りにくく、また仮にがんになっても、完治する可能性が高いと思います。ですから、「老化負債」を返済しようとする行為そのものが、自然と〝病気知らず〟の長寿に結びつきます。

第二章

リズムに気付いて早期返済！

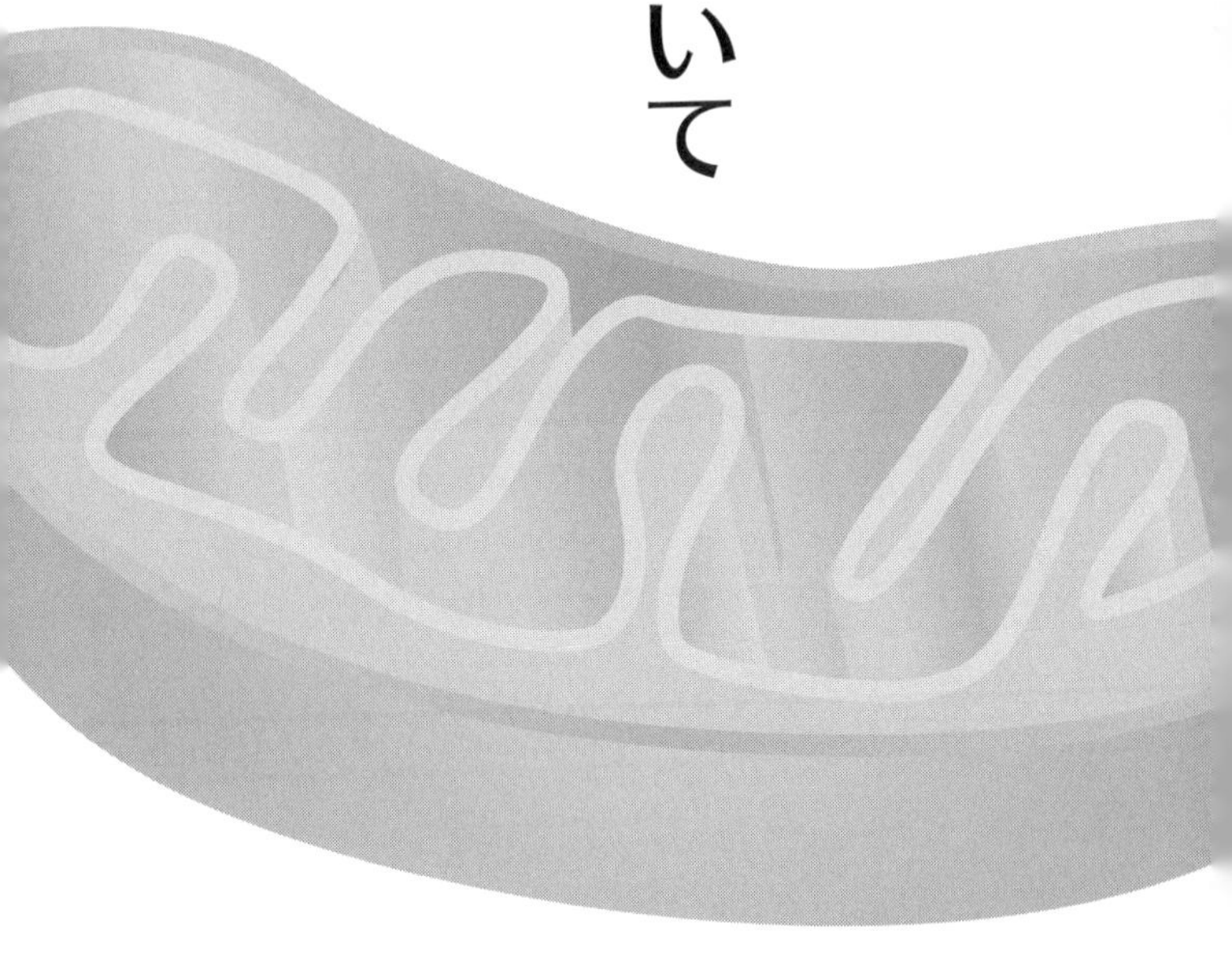

徳川家康遺訓
人の一生は重荷を負うて遠き道を行くがごとし。急ぐべからず。
不自由を常と思えば不足なし。こころに望みおこらば困窮したる時を思い出すべし。
堪忍は無事長久の基、いかりは敵と思え。
勝つ事ばかり知りて、負くること知らざれば害その身にいたる。
おのれを責めて人をせむるな。
及ばざるは過ぎたるよりまされり。

「SHOGUN」は老化負債を返済できたのか

1975年にジェームズ・クラヴェルが著した『将軍』をもとに、真田《さなだ》広之《ひろゆき》がプロデュース・主演を務めた米国の有料テレビチャンネル・FXのドラマシリーズ『SHOGUN将軍』が、2024年9月、米国テレビ界の〝アカデミー賞〟ともいわれる「第76回エミー賞」で、作品賞・主演男優賞・主演女優賞をはじめ主要部門、史上最多の18部門を制覇し、9名の日本人が受賞者となる快挙を成し遂げました。徳川家康《とくがわいえやす》にインスパイアされた武将・吉井《よしい》虎永《とらなが》を真田は重厚に演じましたが、将軍となるためには、想像を絶する苦渋と深慮が必要であることが見事に描かれていました。

徳川家康は、関ヶ原《せきがはら》の戦いで西軍を破ったのちも豊臣政権打倒に向け、実に15年間かけてさまざまな根回しをし、漸く《ようや》1615年に大坂の陣で豊臣家を滅亡させました。その時、彼は74歳でした。74歳の年齢は、当時として長寿で、しかしそれだけにいつ訪れても不思議ではない死の恐怖と、進みゆく老化をひしひしと感じていたはずです。いつからかは定かではありませんが、彼には、〝天下統一〟の大望がありました。それまでは死ねないとの思いが強かったと思います。そのため、彼は健康オタクとして知られています。医者顔負けの漢方医学の心得があり自ら薬草を調合して服用していました。その他にも粗食、運動を心がけました。当時タバコが日本に伝来した時も物珍しいからと飛びつくことなく、その害を本能的に感じ取り、忌み嫌いました。体によいことはすべてやり、体に悪いことは避けました。

大坂の陣のわずか1年後、75歳でこの世を去ります。死に際して彼はどんな思いでいたのでしょうか。彼の心の中には、健康に気をつけ、常に「老化負債」を返済し続け、ついには完済したという感慨があったとわたしは思いたいです。

彼の死因として、食中毒との説もありますが、どうも、それまでの彼の症状からは、胃がんで亡くなったとする説が有力です。胃がんは一般的に、死をもたらすまでの病期に至るには、10年ほどかかると思われます。すると、彼は関ヶ原の戦いに勝利した頃に、発がんしたとも考えられます。天下統一の決意を持ってそれまで常に節制してきた彼にもその時一瞬の〝気のゆるみ〟が出て、がんが発生したのではないかと、医師としてわたしは考えてしまいます。そうであってもやはり、家康は老化負債を完済した人の1人に挙げたいです。

冒頭の遺訓(『東照宮御遺訓』)は、実は、神君家康様ならこう考えたであろうと想像した後世の創作との説もありますが、この遺訓を読んでひたすら耐えろと言われると、正直、多くの人は人生にワクワク感を持つことは難しくなってしまいます。確かに、強靭な心身を維持して長寿を保ち、全国の戦国大名を傘下に置き、豊臣家を滅亡にまで追いやった家康の企画力、統率力、実行力には敬意を表したいと思いますが、健康維持だけに言及したものではないとはいえ、わたしは家康の遺訓にはいささか反対です。生きていく以上負債を背負っていくわたしたちにとって、重荷にならないうちに対応したいものです。

しかし、

おのれを責めて人をせむるな。
及ばざるは過ぎたるよりまされり。

は耳を傾けるところがあります。

自分の毎日の生活を見つめる。決して人のふり見て我がふり直せ、という姿勢を取らない。それは聞こえはいいですが、他人任せな態度と同じです。そして、過ぎたること、すなわち毎日の生活でいつもの状態を飛び越える事象に目を向けることも重要です。〝普通〟であることが大切なのです。**自分自身の〝ルーティン〟を知っておくことで、そのル**

ーティンから外れていく、ブレていくことがないようにすべしというメッセージを、わたしは、老化負債を完済した家康から受け取りたいと思います。

ブレないための「リズム」作り

ルーティンを守り、ブレずに同じ状態を保つことが長寿につながります。しかし、毎日全く同じことを続ける、ルーティンを守ることは至難の業です。日頃の仕事をのんべんだらりと同じペースで続けるのは楽そうに思えますが、飽きてきますし疲れてもきます。一向にはかどりません。すると、どんどんブレていってしまいます。それでは、どうすればブレずにいられるのでしょうか？

たとえばどんなにきつい仕事でも「月月火水木金金」と働くのではなく、週末は恋人とデートというプランを入れておくことで、ウィークデイの仕事を頑張ることができます。**ウィークデイとは異なったプランが入ることも含めて、ルーティンにする**のです。

ブレないことは、実は**〝小さくブレながらもまた元に戻る〟ということを繰り返す——規則正しいブレ、「振動」を持つ**ことで初めて可能になります。メトロノームのような振動、一定の「リズム」を持つことが大切です。一定の範囲の中で繰り返す、波のように寄せては返す「波動」のリズムが望まれます。滑らかに連続的に調子が上がり、やがてピークに達すると、その後は次第に調子が下がり、そしてボトムになると、また上昇していき、元の位置に戻る、という動きです。

こうすることで生活に「メリハリ」ができ、元気ハツラツが維持されます。

メリハリとは、元は邦楽用語の「メリカリ（乙甲）」で、低い音を「減り（〝減り込む〟のメリ）」、高い音を「上り、甲（〝甲高い〟のカリ）」と称していたことに由来します。音の高低をうまくつけることでいいリズムが生まれ、その音楽は豊かになります。同じことがわれわれの体にも言えます。

「リズム」は、音楽の世界で使われることが多いですが、その場合、「耳で聞く」音の連続的な変化を、脳が「リズム」として認識しています。音楽に限らず声に出す言葉や目で読む文章、また、われわれの体の動き、運動競技や舞踏などでも使われます。肌ざわりや舌ざわりなども、細かい触覚の変化のリズムですし、食べることも、食物を反復して噛む中で、さまざまな栄養素が取り出されそれを味わっているわけで、味覚のリズムだと思います。いずれもわれわれの身体が「聞く」「話す」「見る」「動く」「触る」「味わう」などの行為を行うことで得られた感覚を脳がリズムとして意識します。ここで、それらの感覚が、ひとかたまりの一定のパターンとして「くりかえされる」ことが大切です。反復されることで、脳はそのくりかえしを記憶して、次にまた同じようなことが起こることを予測でき、その予測が見事に当たる、あるいは、ときには適度にうまく裏切られることで、なつかしさ、的中感（「どや！」感）、目新しさなどを覚えます。こうした感覚は、脳に心地よさを生み出します。その結果、気持ちがリラックスして心身は健康になります。ですから、われわれは本能的にいいリズムを求めます。「リズムを感じる」と思わず、そのリズムに合わせて体が動く、踊り出す、歌い出すというのも、リズムを体が求めているからです。

われわれの生活のルーティンのリズムは、1日24時間、1週間7日間、1年間365日の中で波の動きを示します。たとえば血圧も、朝に高く夜寝ている時に低くなります、仕事が始まる月曜に高い人が多く、週末には下がる人が多いです。また、夏に比べて冬に高くなります。季節の移り変わりを通じて、温度、光の量は変わり、それを体は敏感に感じ取って調子が変わります。**それぞれの周期の間隔で、3〜5回（周期）ほど、自分の習慣行動、自分の体の調子を意識して観察し、そのリズムを知ることをお勧めします。**

いい「リズム感」を磨く

わたしたちは、よく体の〝調子がいい〟あるいは、〝悪い〟と言います。自分の体調、健康の状態を〝調子〟、まさに〝リズム〟として感じています。自分固有の体のリズムは、心身の状態に素直に目を向け常に気を配ることで、初めて知ることができます。自分のリズムを知る、感じ取ることができる能力を、わたしは**「リズム感」**と呼びます。

いいリズム感を持つ、つまり、ルーティンを守ることによって生まれた自分のリズムを十分認識することができれば、将来どうなるかということをある程度想像できます。これまでの軌跡がこうであったなら、将来はきっとこうなるだろうとあらかじめ予想できるのです。ある程度の「想定」を持つことで、いつもと違うこと、「想定外」のことが起こった時、わたしたちはその変化を敏感に捉えることができます。いつもと違うリズム、音色《ねいろ》に気付くことができるのです。この時が、まさに負債が起ころうとする時です。その**リズムの変調、自分に起ころうとしている異変を、敏感に、自分事として感じ取ることができれば、老化負債の返済に早くから動きだせます。**

老化負債と厄年・還暦の科学的な関係

2024年8月に、スタンフォード大学のShenらは、老化の分野での世界的権威の医学雑誌「Nature Aging」誌に、老化プロセスについて画期的な概念を発表しました。[3] これまで老化は、われわれが年齢を重ねるごとに、直線的に進んでいくと考えられてきました。個々人で違うのは老化の速度であり、どのようにすれば、老化速度を遅くできるか、また、いつまでなら速度を遅くできるかということが研究の中心でした。しかしこの研究は、**〝体の変化の度合い〟には年齢的な「節目」がある**ことを初めて明らかにしたのです。

さまざまな人種、生活習慣を持った男女108人を対象にした検討で、おおよそ、44歳と60歳頃が、老化を決める二つの「節目」となることが示されました（彼らは、測定方法など研究の方法によっては、この節目の年齢は数歳変わる可能性があるとしています）。25歳から75歳までの健康な人について、遺伝子、タンパク質、代謝産物、腸内・鼻腔・皮膚の細菌などさまざまな種類の生体情報の動きを、数カ月ごと、中央値1・7年、最長6年に及び測定し、総計、数兆に及ぶデータを精密に解析した結果です。

われわれの体のさまざまな物質が年齢とともにどのように変化していくかを調べてみると、一定のペースで上がっていく、あるいは下がっていくものは全体の1割程度であり、それぞれの物質は特徴ある動きを示し、その変化量を見てみると、**44歳頃と60歳頃に大きなピークが見られた**のです。つまり、**それぞれの物質がそれまで保っていたルーティンのリズムを大きく逸脱する変化が、人生のある年齢で起こるということ**になります。この「節目」をいかに乗り越えていくかが、その人のその後の人生、老化を決めると考えられます。

高齢者が必ずしも、一律同じように老いていっているわけではないのです。どんどん老いが進んで介護が必要になる人がいれば、一方では元気でインターネットを駆使して仲間を作り長生きする人もいて、高齢者はサブグループを形成して生きています。このように大きく老後の生活が異なるのも、老後の生活を決定する重要なポイントとなる時期、つまり、「節目」をいかに過ごしたのかによるとわたしは考えます。

二つ目の「節目」が日本古来の男性の厄年、還暦にほぼ一致しているのは単なる偶然ではないように、わたしには思えます。44歳の変化のピークは女性の閉経前の時期でありその影響ではないかとも考えられましたが、男女ともに認められることが確認されています。

このような人生の「節目」は古くから認識されていたのですが、近代科学では、老化は直線的な体の衰えで、こうした言い伝えは非科学的だと考えられてきました。先人たちの経験にもとづく鋭い認識には頭が下がります。

また、興味深いのは、**腸内細菌もわれわれの体とその活発度が同期していた**ことです。わたしはこれまで腸内細菌は健康を維持するうえでよきパートナーであることを言ってきましたが（伊藤裕『腸！いい話――病気にならない腸の鍛え方』朝日新書　２０１1年）、自分の体を大切にするうえで、腸内細菌も大切にいたわるべきであることが示されました。「老化負債」が溜まりやすい「節目」となる時期がある。今回そうした可能性が挙げられたことを〝吉〟として、生活の襟を正すことが望まれます。

老化負債の〝兆し〟と〝芽生え〟

生後から思春期に至る大きな成長の時期がいったんおさまり、体が安定化する20歳から30歳代（生殖、育児に適するような体になる年齢）が過ぎると、わたしたちの体の調子も安定してきて、わたし自身の経験からも、自分は健康だという思いになりがちです。そして、自分の体をいたわることなく、頑張り続ける人が多いのではないでしょうか。その最初の〝つけ〟、まさしく負債が生じるのが44歳頃だと思われます。この時期、われわれの体は体の中に溜まった負債をなんとかしようとして、多くの物質がそれまで保ってきたリズムを外れて大きく変化して、今までとは異なったモードで対応しようとします。女性は更年期の時期とも重なってきます。

その結果、なんとか負債をある程度返済できて、多くの物質はいったんはその変化が小さくなります。わたしたちも体がまた落ち着いたように感じます。しかし、その人がどれほどうまく返済できたかによって、落ち着く位置がそれぞれ異なってしまいます。**44歳頃までの負債が大きい、また44歳頃の返済が不十分であった人では、返済しきれずに悪い状態で落ち着いてしまいます**。この時の返済が不十分であると、その後も負債がさらに大きくなり、体の不具合（臓器の障害）がだらだら続いて負債が蓄積します。そしていよいよ耐えられなくなって体がまた本腰を入れ、リズムが再び大きくブレることで対応しようとします。これが第二の節目で60歳頃であると思います。リズムが乱れ、ブレてしまうことは、結局は体にダメージを残していきます。

わたしは、この44歳と60歳頃に起こるわれわれの体が〝老いた〟と感じる時の変化を、それぞれ、老化負債の〝**兆し**〟と〝**芽生え**〟と捉えます。

この研究では、それぞれのピークでどのような物質が大きく動いたかをジャンル別に検討しています。

一つ目、44歳の節目では、

①皮膚、筋肉
②心臓血管病に関わる因子
③脂質代謝
④アルコール代謝
⑤カフェイン代謝

二つ目の節目では、

①皮膚、筋肉
②免疫

③心臓血管病に関わる因子
④炭水化物代謝
⑤腎臓機能
⑥カフェイン代謝

が挙がりました（ただし、今回の調査対象としては主にスタンフォード大学近辺の欧米人が多い研究です。欧米人は日本人と比べて心臓病が圧倒的に多く、そのため心血管病に関わる因子が挙がっていますが、お話ししたように日本ではがんが死因の第1位なので、必ずしも日本人には当てはまらないかもしれません）。

第一の節目でも、第二の節目でも、皮膚、筋肉の変化が挙がっています。われわれは人の老化を見た目、肌つやで判断することが多いと思います。実際に近しい人が〝急に〟老けたと思えることが多々あります。わたしも患者さんを観察して、何かを契機に（多くは、病気も含めた人生のさまざまな大きなイベントがトリガーになることが多い）老け込まれたと思うことがよくあります。定期的に通院されている患者さんが来院された時、顔色が悪いので検査をしてみると異常が見つかる、という経験を何度もしています。

この分析項目結果と照らし合わせて、「老化負債」の兆しと芽生えについて詳しくお話しします。

老化負債の兆し――第一の節目

若い時（第一の節目）は、無理しても体はびくともしないし、疲れてもすぐに回復するし、日々忙しいし、つい見て見ぬふりをしがちです。そのうちに、そのうちに、と体を大切にすることを先延ばしするのが常です。体の変化に気を配るように、といつも言われていると、逆に取り組み始める時期を見失いがちです。今回の論文で示されたとおり、実は、節目、大切な時があるとわかれば、〝明日から〜〟ではなく〝今でしょ！〟と頑張れると思います。軌道修正すべき大切な時です。

スタンフォード大学の研究では、**第一の節目での変化のほうが第二のそれより大きい**ことが示されています。第一の節目が実は大切で、この時に頑張れば、より健康的な状態に着地でき、その後は比較的楽に良好な状態で活動していける可能性があります。第二の節目は小さくてすむ、あるいはなしになるかもしれません。

それでは、第一の節目でわれわれが気付く老化負債の兆しとは、どんなことなのでしょうか。実は、これまでにない、ちょっとした些細な体の変化に気付くようになった時です。日常生活での具体的な例を挙げてみましょう。

✓　脂っこいものが食べられなくなった

✓　お酒に弱くなった

こうした体の変調は、スタンフォード大学の研究で示された、脂質代謝、アルコール代謝に関する物質の変化と関係していると思います。

✓　便秘気味になりだした

これは、腸の衰えです。実は**腸と腎臓が体の臓器の中で最初に老化する**ことが動物実験で示されています。腎臓の衰えは、体感することが難しいのですが、おそらくこの頃からその機能は低下し始めていると思います。

✓ 昼まで寝ることがなくなった
✓ 夜中に目が覚めるようになった

これは、脳の「眠る力」の衰えです。眠ることは単に休んでいるのではなく、昼間に得られた情報の整理や昼間の活動によって溜まった老廃物を排泄することなど重要な働きを行っています。これができにくくなってきているサインです。

✓ 物事をするのがおっくうに感じることが多くなった
✓ 「やってみたい」より「このままでいい」と思うことが多くなった

これらも脳の活動性、やる気を起こす力の衰えです。

✓ 「よいしょ」と言って立ち上がるようになった
✓ 歩いていて、追い越されるようになった

✓ 階段を見るとぞっとするようになった
✓ 自然に手すりを持つようになった

スタンフォード大学の項目に入っていた、筋肉の老化の始まりです。

✓ 以前より風邪が治りにくく、いつまでも咳が出る、しんどいなどの症状が続くようになった

こうした**体の変化が気になりだしたけれども、そのことを否定しようとする**、あるいは、**自分の生活を少し変えようと思えた時**もそうです。

たとえば、

✓ ついつい「年のせいだ」という言葉が出るようになった
✓ 日常生活で、ふと、〝気のせい〟にしたくなるような症状を感じ始めた
✓ 「わかっちゃいるけどやめられない」というフレーズが浮かびだした

✓　「運動不足なんだよね」と周りに愚痴るようになった
✓　気がつくと「運動！　運動！」と言っている
✓　食べるものに気をつけなければ！と思うようになった
✓　体重計に乗りたくなくなってきた
✓　血圧計を買った

こうしたことは、自分の〝変化〟として捉えようとしなかったり、また、気になっても気にしないでおこうと自分を納得させようとすることがほとんどだと思います。放置しておくと気にならなくなることが多く、つい安心して忘れてしまいます。しかし、**放っておくと確実にその体感の程度や回数は増えていきます。**そのままにしておくと、やがては、60歳頃に「老化負債」の大きな第二の節目を迎えることになります。

老化負債の芽生え――第二の節目

60歳頃の第二のピークを迎える頃には、実際に体の調子がやはりおかしい、とはっきりと自覚する負債が芽生えてきます。いくつかの例を紹介します。

【1】「小さい文字が見えにくい」：視力負債

最近近くのものが見えにくくなってねえと嘆き、実際、細かい文字の文章は避けるようになることは、50代を過ぎると多くの方が経験します。その時、生まれて初めて自分の老いを口にする人も多いと思います。しかし、自分も年だ、と冗談半分に軽く言っているうちは、真剣に老化を考えているわけではありません。老眼鏡をかければ見えるかもしれませんが、この症状をスルーしてはいけません。

老眼は40歳頃から起こり始めています。われわれの眼は、水晶体というレンズの厚さを変えて、さまざまな距離のものから来る光が網膜の上にちょうど届くようにして、ピントを合わせしっかりと見ています。水晶体は遠くを見る時は薄くなり、近くのものを見る時は厚くなります。この水晶体の厚さは、水晶体を支える毛様体と呼ばれる水晶体を取り巻き支えている筋肉が調節しています。毛様体筋が収縮すると水晶体の円周が小さくなり、水晶体は厚くなり、毛様体筋が弛緩すると円周が大きくなり、水晶体は薄くなります。このように水晶体が厚さを変えられるのは、水晶体が弾力を持っているからです。この弾力性が年とともに失われて硬くなっていきます。その結果、近くのものが見えにくい老眼が進行していきます。

初期の症状として他に、

- ✓ 夕方や暗い時に見えにくくなった
- ✓ 目が疲れやすくなった
- ✓ 読書やパソコン作業で肩が凝るようになった
- ✓ 本やパソコン、スマホの画面の文字の読み違いが多くなった

などがあります。なんとか近くのものを見ようとして、毛様体筋は一生懸命に収縮し、疲労を起こし、その結果、収縮する力が衰えていきます。残念ながら水晶体が硬化することを元に戻すことは難しいです。ですから、**まだ水晶体が弾力性を持っている間に、老眼のこれらの症状に気付き、なおざりにせず、毛様体を疲労させず、鍛えるようにすることが、老眼を遅らせることにつながります。**

○部屋と手許《てもと》の両方を明るくするために、天井灯とスタンドを併用する
○パソコンのディスプレイから30㎝以上目を離し、1時間に一度は休息する
○デスクワークの間に時々視線を遠くに移し、ピントを合わせることを繰り返す

などが毛様体の疲労回復法、あるいは目の筋トレになります。

その他に、

○眼精疲労を回復させるといわれている、アスタキサンチン（サケ、エビに多く含まれる）や、アントシアニン（ブルーベリーに多く含まれる）、ルテイン（ほうれん草やブロッコリーに多く含まれる）などを食事に加えてみる

こちらも一法です。もちろん、

○良質な睡眠を取ること

も大切です。

毛様体の筋肉の衰えは、まさに視力負債の始まりで、全身の筋肉の衰えの現れです。視力の衰えは、全身の筋肉の衰えと相まって転倒事故を増やします。また知覚情報の70%は視覚情報なので、その不足は認知症にもつながります。

【2】「人の声が聞きとりにくい」：聴力負債

老眼は、皆さんあいさつ代わりの〝病気の自慢話〟のネタにされることがよくありますが、多くの方があまり気にしないのは、聴力の低下です。実に、65～74歳の3人に1人、75歳以上では半数以上の方に難聴が認められます。老人性難聴は高い音が聞こえにくくなることから始まり、50歳ぐらいから起こってきます。患者さんに聴力検査で異常が見つかると、われわれ医師のほうから「何か不自由はないですか」とたずねて、初めて、そういえば、がやがやしているところでは人の話が聞きとりにくい、電話やテレビの音を大きくするようになったと言われます。聴力負債の始まりです。視力の衰えと同じぐらいに、全身の老化負債のサインとなります。

難聴はすべての人に起こるわけではないのですが、実は、恐れられている認知症の最大のリスクです。聞こえにくいので、無意識のうちに人とのコミュニケーションを阻むようになり、自分のほうから一方的に話したり、逆に無口になります。そのような状態が続くと、孤立感が生まれ、幸福感は低下します。これは「ヒアリングフレイル」として最近注目されるようになってきました。80歳でもささやき声程度、30デシベル程度の音が聞きとれることが目標にされています。**難聴は、治す方法がないので、早めにいい補聴器をつけ、聞こえる体を保つことが老化負債を大きくしていかないためには重要です。**

ただ、現実は、多くの方が補聴器をつけることを拒否されますし、また装着してもすぐにギブアップされます。最近はＡＩを利用したデジタル補聴器も開発され、うまく会話の音域を中心に増幅できるようになっています。しかし、問題は補聴器そのものだけではないようです。補聴器をつけているということで〝老けて見られる〟ことに対して、心理的に拒否反応を示す方も多いです。

最近は、スマホの音声を聴くためにワイヤレスイヤフォンをつけている若者も多く、彼らにとっては補聴器姿も見慣れたものだと思いますし、相手の話をしっかり聞こうとする姿勢を示しているのだと自分に言い聞かせて、補聴器に挑戦してほしいと思います。

【3】「頻尿」「つまずき」「腰痛」：筋肉負債

これらの症状は、すべて筋肉の衰えのサインです。「筋肉負債」です。

夜間の頻尿は、筋肉の問題ではなく腎臓や脳の老化の現れです。腎臓が弱ってくると、尿を濃縮する力が衰えます。また、尿を濃縮させる作用を持つ、脳から分泌される、抗利尿ホルモンというホルモンの分泌が低下します。さらには、眠りが浅くなり、交感神経が高ぶって、夜の尿量が多くなることで起こります。一方、昼間の頻尿は、膀胱の筋肉が衰え、尿を保持することができなくなっているために起こります。

年を取ってくるとつまずくことが多くなったと実感される方も多いと思います。**つまずきは、急な坂道、でこぼこ道などといった特殊な場所で起こるのではなく、多くは普段生活している居間が多いです。**実際に、転倒事故の半数は自宅で起こっています。大きな障害物があるとわれわれは気をつけますが、居間では緊張感がなくなり、足を上げる力がほんの少し不足したことで、ちょっとしたでっぱりへの引っかかりを起こして、つまずきが起きます。転倒は高齢者の深刻な問題です。風呂場の転倒で溺死することもあります。よく転倒することは老化負債の始まりです。

自分の「健脚度」を知ることが大切です。

（1）「10m全力歩行」――歩く力
おおむね10mを全力で歩行して6秒以上の場合、遅いと判断される。東京の平均的な横断歩道は17m。青信号が点滅して赤に変わるまでの〝7秒〟で「渡りきれる」か「戻るべき」かが判断目安になる。

（2）「踏み台昇降」――昇って降りる力
バスのステップの高さ40㎝を安全に昇って降りられるかが判断目安になる。

（3）「最大一歩幅」――またぐ力
駅でホームから電車へ乗り込む時や家の中の敷居（障害物）などをまたげるかが判断目安になる。

また、「継ぎ足歩行」――まっすぐに片足のつま先に反対の足のかかとをつけて、4歩以上歩けるか、片足立ちで靴下が履けるか、などもバランス感覚のチェックになります。

すべての診療科の中で最も受診者数の多いのが「腰痛」といわれています。また会社の検診の訴えでも最も多い症状の一つです。腰痛は椎間板の変性や椎骨の変形で起こりますが、背骨を支える筋肉が衰えることでその症状は悪化します。日々の生活で不自然な姿勢で物を持ったりすることが続くと、それに耐えられず筋肉に負荷がかかり続ける、つまり筋肉負債によって起こります。基本は、痛みやしびれを恐れずに、〝体を動かして治す〟ことで負債が大きくならないようにすることです。

いわゆる「腰痛体操」が知られています。椅子に座って膝を開閉したり、前後左右に骨盤をゆすったりして股関節を強化する、立って背筋を伸ばして、大腿と床が平行になるまで腰を落としてスクワットをするなどのトレーニングがよいとされています。

【4】「顔のたるみ」：皮膚負債

「顔のたるみ」「ほうれい線」は単に見た目だけの問題ではありません。皮膚をふくよかに見せる真皮の線維芽《せんいが》細胞の活力の低下、そして皮膚組織が線維化していることを示しています。夏場でもあまり汗をかかなくなった、手がカサカサする、というのも皮膚（皮脂腺や汗腺）の老化の現れです。

皮膚は、細胞リニューアルの激しい臓器で、**皮膚の衰え、皮膚負債は、体全体の細胞の**

再生力の衰えを表します。顔色がいい状態は皮膚負債が小さいことを示しています。ちょうどお金の負債が少ないほど晴れやかな顔になるのと似ています。

晴れやかな人間には多くの人が近寄ってきます。コミュニケーションが盛んになります。実際、入院中の方、介護を受けている方でも、お化粧すること、散髪することで元気づく方も多いです。

ソーシャル・コネクティビティーの高さは幸福感、ウェルビーイングにつながります。それがなくなると、難聴と同じく孤立を引き起こします。孤立は、うつ、引きこもりを生み、肥満、糖尿病、高血圧などの原因となります。そのリスクの大きさは、タバコ、飲酒などに匹敵します。

放射線科医の奥田《おくだ》逸子《いつこ》が唱える「1分美顔術」では、顔面筋を解剖学的に理解したうえで、それらのストレッチを行うことで顔が生き生きするとしていますが、皮膚負債返済の一つのやり方であると思います。顔面ストレッチは、いろいろな人とコミュニケーションを取ることでも自然に行えます。人は誰かと面と向かって話をする時、自然と表情豊かになるものです。コロナ禍が一段落して、マスクを外し人と話をするようになって、かえってお互い若返って見える経験をされた方もおられると聞きます。

いわゆる作り笑いは口元の筋肉だけを使った笑い顔ですが、**心から笑う時には目元まで笑いの表情が溢れます。その表情を作るには、眼輪筋まで収縮させる必要があり、その時には、情動を支配する脳（眼窩前頭皮質内側部）まで興奮しています。**落語や漫才を見て、大笑いすれば心のストレッチができ、「皮膚負債」の返済に一役買うのではないかと思います。

【5】「人の話を聞かない」：脳負債

✓ 腹を立てやすい、人の意見を聞かないという状況は、その人の脳の力の低下を表しています。「脳負債」の現れです。人の話を聞く、理解する力が低下しているから、自分のことしか言わない、人の意見を取り入れて自分の意見を柔軟に変えられない頑固さを生みます。人の話をさえぎって話をするというのは脳負債の始まりのサインです。

✓ 同じ話を何度もしてしまうのも脳負債の現れです。「その話はこの前聞いた！」と言われることが増えてきたら、その兆候ありです。

✓ 夫婦げんかが増えてきたというのも、脳負債の始まりかもしれません。

✓「年寄りだと思ってバカにして」のような言葉が出てくるとすれば、それはかなり進んだ症状です。内心、自分の体の衰えを感じているからこそ、つい被害者意識が高まってしまう状態です。

こうした症状は、本人はなかなか気がつきにくいものです。まずは、**誰かと話をする時には、努めてその人を〝ほめる〟ように意識する**のがいいと思います。ほめるためには、相手を観察する必要があり、ほめられた相手もうれしくなり、話が弾みます。それがなかなか難しそうであれば、**最低「そうやね」と相手の言うことに相槌を打つ努力をしましょう。**

第二の節目を迎える人へのエール

第一の節目がすんでしまい、第二の節目を迎えようとする60歳前後の人は、この時期になると、誰でも自分の体のことが気になり始めます。事実、ここまで書いたさまざまな症状を自覚する方がほとんどです。

この時に、自分の体の状態が一体どの程度なのかをしっかりと確認してほしいと思います。第二の節目はそのいい時期です。そして、次の二つのカテゴリーのどちらに自分が入るのか考えて、それぞれ対応してほしいのです。

①こうした症状を自覚してはいるが、自分は結構元気だと実感できる人

自分は第一の節目を比較的うまく乗り越えて、結構いい場所に着地して、その後もそれなりによい道を歩んできたと自信を持てばいいと思います。しかし、ここに第二の関門があるので、それを乗り越えれば、とても長生き、健康長寿が狙える、そのチャンスを与えられていると思ってください。そうすれば、自然と頑張れると思います。

②病気がちだったり、すでに大きな病気（がんも含め）に罹患した人

自分は第一の節目をどうやらうまく乗り切れなかったようだ、これまでと同じやり方がよくないことは自分の体で示されている。だから、ここでギアチェンジ、しっかりと生活を変えることが必要だと考えてほしいです。悲観するのではなく、すでに体の不具合が起こり始め、自分の体は少し歪んでいるので、第二の節目はむしろそれほど大きくならないかもしれない、だから、今回の節目を乗り切ることは、さほど難しくはないと考えて、前進していってほしいです。

孟子曰く、〝崩れかけた塀〟はどこか?

返済を可能にするには、何よりもまず負債に早く気付くことが大切です。健康な時の自分本来のリズムを知り、自分の体と心の状態の変化を感じ取る力、すなわちリズム感を磨く。そして、**ちょっとした体の変調に気付く、歪み、ゆらぎに敏感になることが大切です。**

するとわれわれは自ずと、負債を最小限に抑えようとする行動を取るようになります。

孔孟の思想で有名な、諸子百家の1人、孟子は「命《めい》」という考え方を示しています。「命」は運命、宿命の「命」ですが、われわれは、そうした言葉には、どうしようもないもの、変えられないもの、という印象を持ってしまいがちです。しかし、彼はそう考えていません。正しく生きる命令として、「正命」という考え方を示しています。

命《めい》を知る者は、巌牆《がんしょう》の下《もと》に立たず。

(命を心得た人間は、崩れかかった危険な塀の下には立たないものだ)

崩れかけた塀はどこかということを常に探り、その下を通ることは避けようとする姿勢こそが、本来の「人間性」であると孟子は唱えています。

それほど大げさに考えなくても、自分の持つリズム感を大切にしていれば、自ずと、どこが崩れかけているのか自然と知ることができると思います。

女性のほうがリズム感がいい？

ある女性から聞いた話ですが、その方は妊活の一環で基礎体温を記録するようになりました。そのことで自分の体のリズムを知ることができるようになり、記録をやめた後も、そのリズム感を体感でき、それに即して生活態度を調節することができるようになったそうです。イライラする時期にいるなら、決断の時期を延ばすこともあると言います。また、そのリズムから大きく外れていると感じた時は思い切って病院に行けたそうです。性周期により、女性の多くは心の状態、そして体のパフォーマンスが異なります。女性ホルモンの変化は、気分だけでなく、便通・食欲・体のむくみ・眠気などに影響を及ぼします。自分のリズムを知って、今自分の波動のどのあたりに自分がいるかによって、これからの状態を予測して、慌てず、生活習慣を変えることは理にかなっていると思います。

男性は残念ながら、自分の体のリズムに目を向けない方が多いです。女性のほうが男性より平均寿命が長いですが、これは女性ホルモンがあるかないかの差です。女性ホルモンは、血管を守る作用があり、そのことが長生きにつながるといわれていますが、女性ホルモンのために生理があってそのことで自分のリズムを知ることができる、いいリズム感を持つことができることも寄与しているのかもしれません。男性も女性を見習ってほしいです。

最近、男性の更年期障害が注目されています。女性では、閉経により一気に女性ホルモンが低下して更年期障害が起こりますが、男性は徐々に男性ホルモン（テストステロン）が低下するために、なかなか症状が自覚されません。**男性ホルモンは本人が嫌だと思うストレスによりその分泌は下がります**（本人が得意なこと、やりたいと思うことへの挑戦の緊張ストレスでは低下しません）。ですから、第二の節目の時、あるいは、第一の節目の時でも男性更年期障害は起こります。性欲低下だけではなく、眠れない、頻尿になった、仕事をやる気が起きない、うつっぽくなったというようなさまざまな症状があります。**これまでの自分のルーティンのリズムに変調をきたしている男性は、一度男性ホルモンを測定してみることをお勧めします。**また、

✓　やりたいことに思い切って挑戦してみるなどワクワク感を持つ機会を増やしていく
✓　夜は照明を落として暗くする（夜間の光で男性ホルモンは低下します）
✓　肥満は避ける（太ると男性ホルモンは低下します）

などを心がけることで、また不調から復活できることが期待されます。このように、男性にもまた、自分のリズムにホルモンが気付かせてくれる機会があることを知っておいてほしいのです。

アプリ、デバイスで自分のリズム感を磨く

それではどのようにして、自分のリズムを知ることができるのでしょうか。最近は、さ

まざまなウェアラブルデバイス、アプリが開発され、血圧や血糖、睡眠状態などは、自分で毎日簡単にモニターできるようになりました。

〝ウェアラブルデバイス〟というのは、手首や腕などの皮膚の上に装着することで体の状態を感知する、コンピュータで動く機器です。腕時計のように手首につけるスマートウォッチはよく知られています。体の動作を感知することで、歩数や睡眠時間を推定するもの、さらには、光を照射して、その反射光の情報（ヘモグロビンに吸着している酸素による光の変化）を感知してリアルタイムで解析することで、血液中の酸素濃度を測定するものなどがあります。

血圧は空気でカフを加圧して血管を圧迫し、それを解除していく中で、血流がどのように流れるかで測定するのが原則です。最近は、腕時計型でボタンを押すだけでベルト部分が加圧されて、かなり正確に血圧を知ることができるものもあります（78ページの図3左）。この腕時計型の加圧式の血圧計は広く流通しています。わたしもつけていますが、かなり正確です。血圧は、自宅にいるのか、仕事中なのか、どんな人と話しているのか、どんな環境にいるのかで全く異なります。わたしは緊張した時や怒りを覚えた時などに、ボタンを押して一体どれぐらい血圧が上がっているかチェックします。**面白いことに、怒ってい**

図3　ウェアラブルデバイスで自分の健康に自分で向き合う

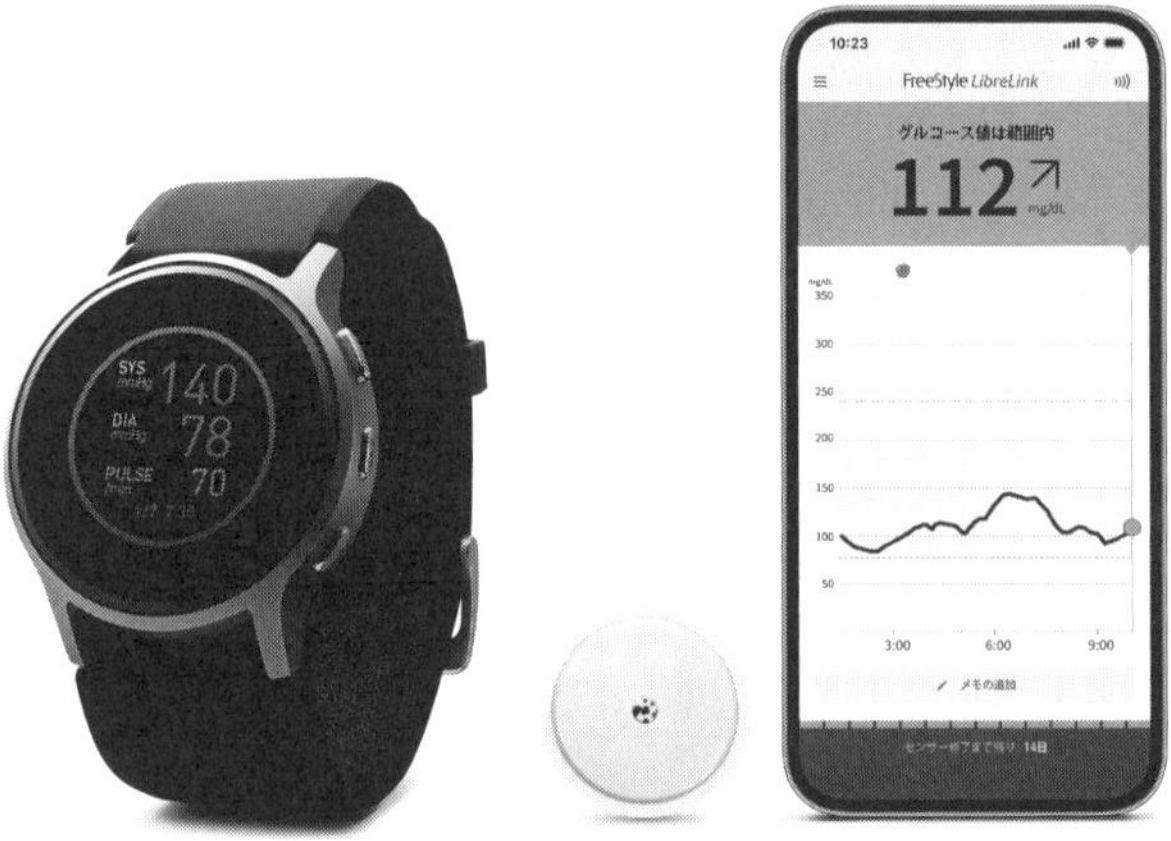

オムロン　ヘルスケア社のウェアラブル血圧計「HCR-6900T-M」（左）はボタンを押すとバンド部分のカフが加圧され血圧を測ることができる。アボット社の「FreeStyleリブレ　2」（右）は、上腕部に装着したセンサー（写真の丸い形状のもの）とスマホアプリとがBluetoothで通信をすることで、リアルタイムに24時間自身の血糖値（皮下組織の糖濃度）をモニタリングできる。（画像は両社より提供）

る時は、ボタンを押そうと思うこと、加圧され血圧値が表示されるのを待つことで、怒りがやや冷めてくる効果があります。最近では、加圧せず光を当てることで、心臓の収縮に伴う血液の流れる量の変化から血圧を推定する、カフレスウェアラブル血圧計も開発されつつあります。

　血糖は現在、上腕に小さな針（刺す時に痛みはない）のついたパッチを張りつけ、皮膚の下の糖濃度を測定することで血糖を推定する持続血糖測定器が大変普及しています。わたしも試しましたが全く痛くなく、入浴中も取り外すことなく2週間の間、血糖（推定値）をいつでもスマホで見ることができます（図3右）。

血糖の上がり方は、その人ごとに、何を食べたか、どんな状況で食べたかで異なります。血糖といわれる場合の糖はブドウ糖ですが、６つの炭素がリングを作っていて〝単糖類〟と呼ばれます。糖類と呼ばれるものはブドウ糖のような単糖類だけでなく、単糖類がたくさんつながったもの（〝多糖類〟）があります。デンプンは、植物が作るブドウ糖がたくさんつながった多糖類です。米や麦、ソバ、イモなどに含まれています（焼酎の材料になるもの）。

われわれは、糖類を食すると腸で単糖類に分解してから吸収しています。糖類によって単糖類の結合の仕方が異なり、その分解吸収のされ方が異なります。たとえば砂糖（ショ糖）は、単糖類のブドウ糖と果糖が結合したものであっという間に分解されて吸収されます。この分解吸収のされ方は、ＧＩ（グリセミック・インデックス）として表されます。**GI値が大きいものを摂取すると血糖が急激に上がります。パン、白米、うどん、せんべい、ドーナッツなどで、一方GI値が低いものには、ソバ、全粒粉、イチゴ、リンゴなどがあ**

ります。

また、同じ食品を食べてもその人ごとに腸の分解酵素や腸内細菌の状態が異なり、全く違った血糖の上がり方をすることがあります。チョコレートは脂肪が多くカロリーが高いうえ、甘いものは砂糖が多く含まれていて血糖も上がりやすく、危険視されます（ミルクチョコレートのGI値は91、ダークチョコレートは22）。しかしチョコレートを食べても、一向に血糖が上がらない人もいます。わたしも、こんなものを食べたらこんなにも血糖が上がるんだ！とぎょっとすることがありました。

こうしたウェアラブルデバイスやアプリを用いた生体活動の測定は、測定するという行為自体で、われわれの生活習慣が無意識のうちに改善されることが報告されています。自分のリズムの乱れを目の当たりにすると、誰に咎《とが》められることがなくても、自分自身、無視できず、気になって、そのゆらぎを治そうと努力してしまうものです。これは**「セルフエフィカシー（自己効力感）」**として注目されています。誰に強要されることもなく、自主的に自分が少し行動を変えてみて、いい結果が出ると、その成功体験が自信につながり、セルフエフィカシーが高まります。すると、さらにその人は、その行動を行う可能性が高くなり、その行動をするための努力を惜しまなくなり、失敗や困難を伴っても諦めなくなる好循環を生みます。

未病医療と〝ゆらぎ〟

医学の世界でも、このリズムの乱れ、すなわち〝ちょっとした負債〟に現在注目が集まっています。

650年頃、今から約1400年前、中国唐の時代の名医、孫思邈《ソンシバク》（581?～682年）は『千金要方』を著し、医師をランキングしています。

上医医未病之病、中医医欲病之病、下医医已病之病
（上医はいまだ病まざる病を医《なお》し、中医は病まんと欲する病を医し、下医はすでに病める病を医す）

病気になった人を治す行為は、われわれ医師がしていることです。病気にならないと患

者と呼べないし、そもそも病院には来ません。しかしそれは一番ランクの低い医師としています。中ぐらいのランクの医師は、病気がまさに起ころうとしている時に治そうとする医師です。これが「先制医療」と呼ばれるものです。病気を萌芽の段階で発見し摘み取るのが「先制医療」です。ちょうど、小さな負債を見つけてそれを返済する医療姿勢です。

一方、一番ランクの上の医師は、病気にならないうちに病気を治す医師としています。禅問答のようですが、これは、『千金要方』に書かれているように文字どおり、「未病医療」と呼ばれています。病気が起こることを未然に防ぐ医療です。〝未病〟状態とは、健康でも病気でもない、グレーな状態を指します。日本未病学会ホームページ(https://www.j-mibyou.or.jp/mibyotowa.htm)には、未病とは、「病気ではないが、健康でもない状態。自覚症状はないが検査結果に異常がある場合と、自覚症状はあるが検査結果に異常がない場合に大別される」とあります。まさに、負債の始まりを敏感に感じ取り対処しようとする医療姿勢です。

生物は、同じ状態をなるべく長く保つように作られています。体を構成するさまざまな臓器は、それぞれのリズムを持っていて、それらがうまく同期することで体全体の一つの大きなリズムを形成することができます。

最近、わたしたちは、動物実験で、妊娠中の母親と、子宮の中の胎児もリズムが同期することを明らかにしました。つまり、受精したばかりの胎児は体内時計（169ページ参照）を持っておらず内臓の働きにはリズムがありませんが、妊娠週数が進んでいく中で、お母さんの持っている体内時計のリズムと同じリズムを持つようになります。赤ちゃんはお母さんのお腹の中にいる時は、お母さんから血液が供給され栄養素と酸素を与えられ、お母さんの〝臓器〟のようにふるまっています。お母さんが乱れたリズムの生活を送ると、赤ちゃんのリズムも乱れ、生まれる時の体重が減り、出生後、大人になって、カロリー摂取が過剰になると肥満、糖尿病になりやすくなることがわかったのです[4]。リズムの乱れが「老化負債」を生み、本人の健康寿命、幸福寿命を短縮させますが、**実は次世代にもその負債が受け継がれていく可能性があります**。

リズムの乱れ、脱同調は、初めのうちは、生命のリズムの「ゆらぎ」として現れ、そのひずみがどんどん増幅されて、老化が進み、「メタボリックドミノ」がどんどん倒れていくと考えられます。未病医療はこの生体リズムのひずみを鋭敏に捉える医療です。

次ページの図4は、透析患者のフォローアップのデータです[5]。残念ながら、透析患者はすでに腎臓の死を迎えているので、メタボリックドミノのかなり下流にいます。亡くなる

図４　透析患者の死に至るまでの血清アルブミン値の変化

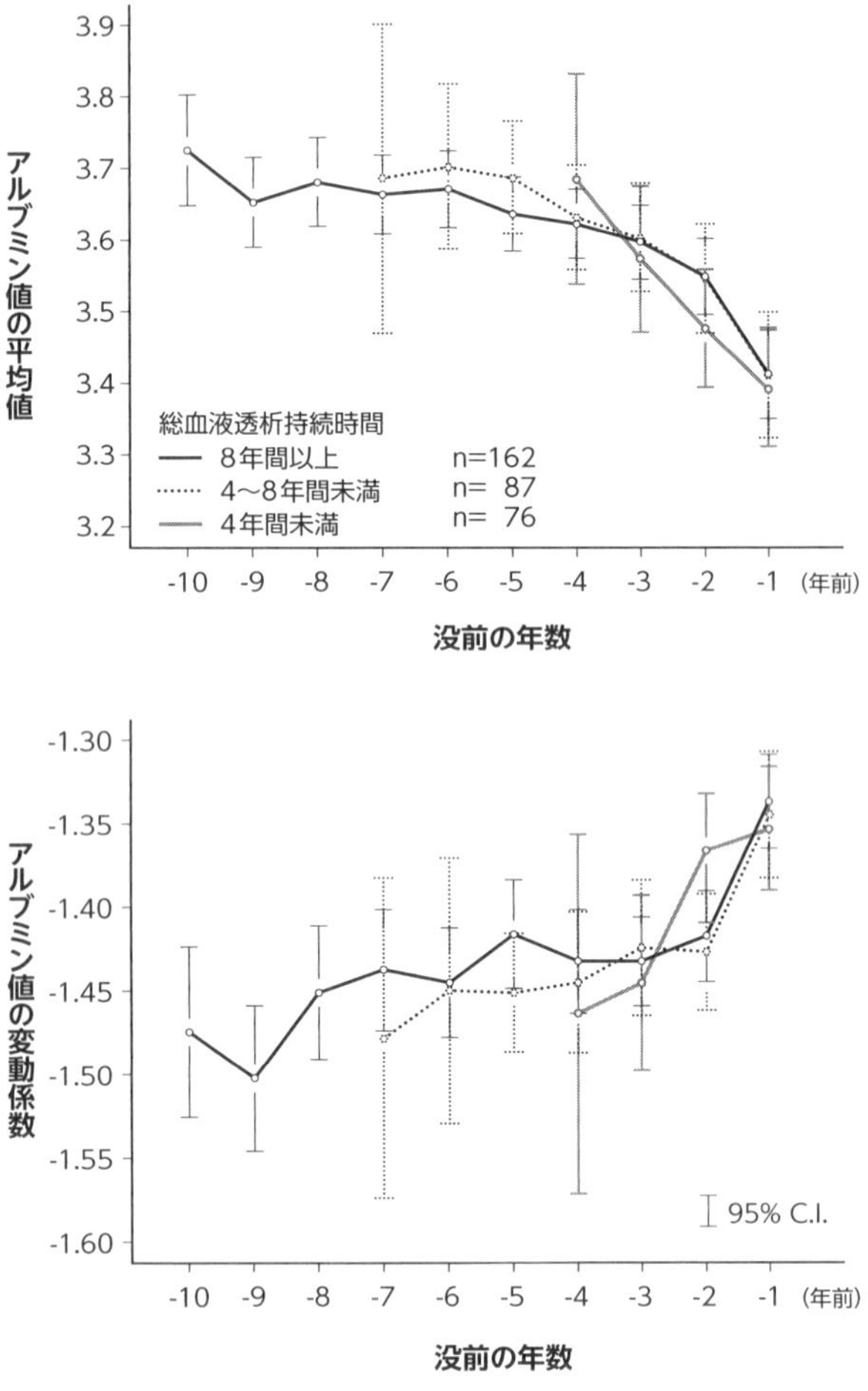

（文献〈5〉を参考に作成）

までの10年間ぐらいのデータを遡って解析してみると、体の栄養状態を示すアルブミン濃度の値は、死が近づくにつれ下がっていきます。しかし1年間の平均値で見たアルブミン濃度がまだ正常な、比較的早い時期から、アルブミン濃度の値は、その1年間の平均値の数値が悪くなるより前に、まず毎回の検査で示す〝ばらつき〟が大きくなるのです。透析患者さんの場合、病気がすでにかなり進んでしまっていますが、**われわれの体のバランスが崩れて、健康状態から未病状態に移っていく時も、まず初めに起こることはリズムのゆらぎです。ルーティンのリズムから外れてくる時、それが未病状態なのです。**

血圧は、その絶対値が高ければ高いほど脳卒中や心筋梗塞になりやすいのですが、血圧がそれほど高くなくても、血圧の変動（1日の同じ時間、たとえば来院時の血圧の値のばらつきなど）が大きいことも脳卒中や心筋梗塞のリスクになります。つまり、**血圧や血糖などが、いつもの波動から逸脱した状態になった時が「老化負債」の始まりです。**

毎日連続的に測定した、日々の生体活動の膨大な検査データは、今では、ＡＩ技術により、リズムの乱れ、波動のゆらぎを正確に解析することが可能になってきました。

２０２３年11月に街開きした麻布台ヒルズに拡張移転した慶應義塾大学予防医療センターで、わたしたちは、こうした方法で、新しい未病医療に挑戦しています。これまでの医療では、病気になった患者さんの状態を正確に把握して、不具合が見つかった個所を治すことが行われてきました。下医や中医のやり方です。これからは、ウェアラブルデバイスやアプリで、われわれは自分で自分の体の状態を把握できるようになります。しかし、その情報の解釈は一般の人には難しいですし、また不正確になります。セルフエフィカシーは大切で期待できるのですが、全くその人に任せきり、ほったらかしでは限界があります。そこで、病気になった人々を診断、治療した経験を十分持った医師が適切にアドバイスを行い、健康な状態のうちからその人と伴走し、一生涯付き合い、いい方向に導くシステムを構築しています。

わたしたちは上医を目指しています。従来の病気を治す医師とはそのイメージが全く異なるメディカルアドバイザーのような存在です（わたしたちは、パーソナルドクターと呼んでいます）。そして、このプログラムに参加した方々の生涯にわたるデータを蓄積していき、ＡＩ解析を行い、その人の将来の軌跡を正確に予測する、またその軌道がいい方向に修正されるようにナビゲートすることを目指しています。

もし人生が刻々の過去によって刻々の現在として区切られていなかったら、おそらく現在は弾みも緊張もない退屈な時間の継続に陥るだろう。

山崎正和『リズムの哲学ノート』（中央公論新社　２０１８年）

第三章

〝負債病〟の正体

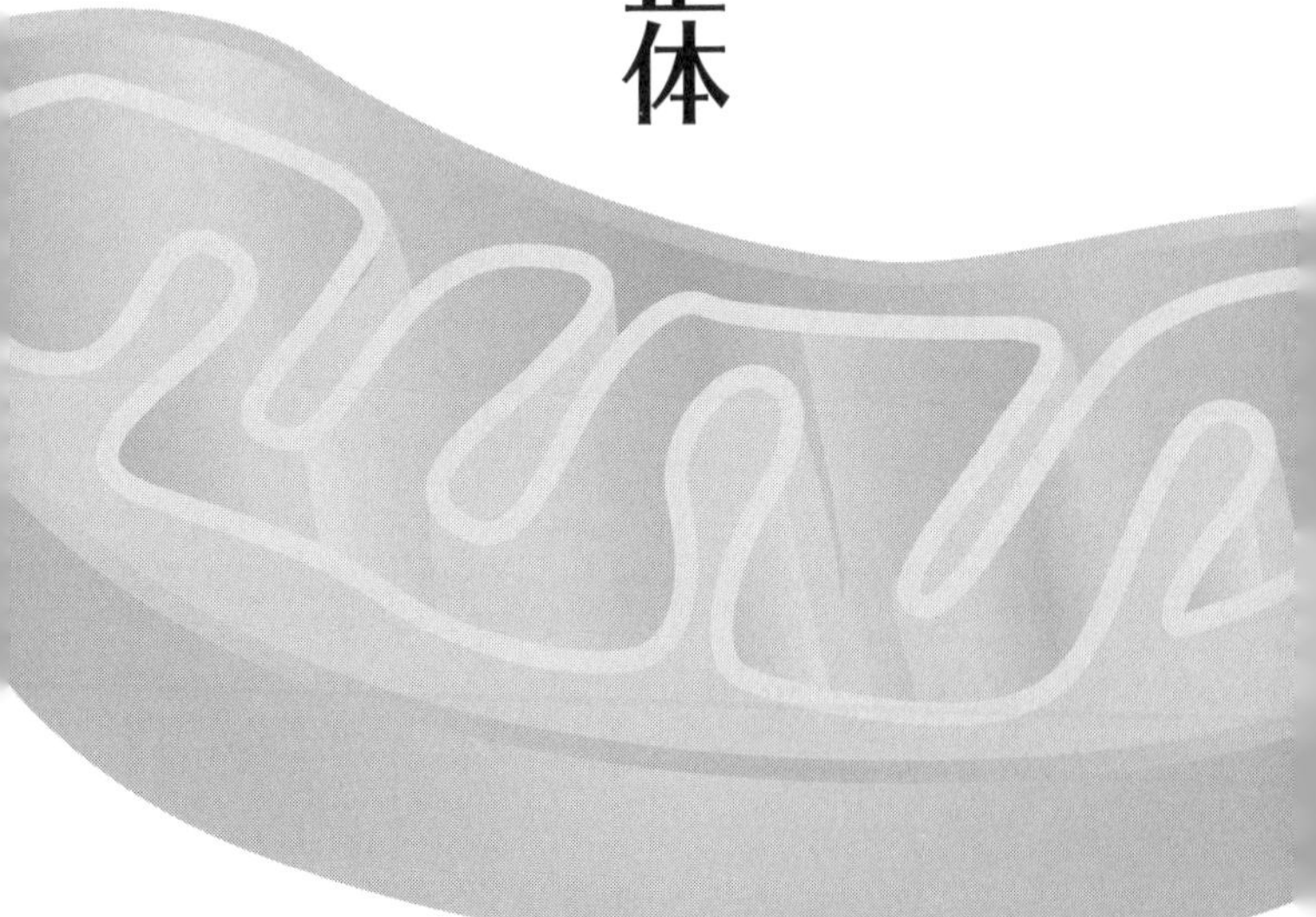

チョイト一杯の　つもりで飲んで　いつの間にやら　ハシゴ酒　気がつきゃ　ホームのベンチでゴロ寝
これじゃ身体に　いいわきゃないよ　分っちゃいるけど　やめられねぇ

ハナ肇とクレージーキャッツ『スーダラ節』１９６１年

短期借り入れがいつのまにか大型負債に

高度成長時代ではこのような社員も許されたのでしょうが、今時、そんなに遅くまで同僚と飲んでいる若者はいないでしょう。今であれば、「朝までスマホゲーム」といったところでしょうか。当時、メンバーの植木等《うえきひとし》はこの歌を歌うことに抵抗があったようですが、歌詞を見て僧侶の父親が「これぞ人の心理をよく突いている」と評したという話がありま す。世代は変わっても、「わかっちゃいるけどやめられない」のは人間の性《さが》です。

ちょっと目に留まったスマホのアプリを、面白そうだと思ってつい利用契約したのを忘れてしまい、毎月毎月課金されているようなこともよくあるでしょう。

短期の借り入れのつもりでお金を借りた結果、どんどん利子が嵩んで、どうしようもなくなる悲劇の根っこにある心理です。

同じようなことが「老化負債」にも当てはまります。メタボリックドミノが原因となる多くの重大な病気を引き起こす、〝チョイト一杯のつもり〟の負債の代表例をお示しします。

【1】血糖負債：血糖値スパイク

健康な人では、何を食べてもいつでも通常血糖は140㎎/dL以上に上昇することはありません。しかし、人によっては、吸収のよい糖類、つまりGI値が高い食品（砂糖が入ったお菓子、パン、パスタなど）を取ると、血糖が一時的に急激に、200㎎/dLあるいはそれ以上に上がってしまいます。この食後だけ血糖が急激に上がることは**「血糖値スパイク」**といわれています。しかし、空腹時の血糖や、1カ月の血糖の平均値であるHbA1c（1カ月の血糖の蓄積の度合いです）は正常なので、ついつい、まあいいか、と思いがちです。ＨｂＡ１ｃは、健康な人では、５・５％以下です。６・５％を超えると強く糖尿病が疑われます。その間の値を取る人は、正常と糖尿病の間の境界域にいる人で、血糖値スパイクが出ている可能性が高いです。血糖値スパイクは短期借り入れのようなものです。一時的にでも血糖が高くなると、血管が傷害されます。

さらにこの状態が続いていくと、一時的に高くなった血糖を下げようと膵臓から血糖を下げるホルモンであるインスリンがたくさん分泌されるようになり、太りやすくなります（インスリンには、余計なカロリーを脂肪として溜め込む作用があります）。インスリンがたくさん分泌されるようになると、インスリンが働きすぎて低血糖になることを防ぐために、われわれの体はインスリンが効きにくくなるように変化していきます。こうして、インスリンの分泌、効き方にブレが起こることによって、血糖が上がりやすくなり、やがては糖尿病が起こります。

血糖が上昇しやすくなると、その時の高血糖分はタンパク質に結合して、ＡＧＥ（終末糖化産物）と呼ばれる悪玉物質に変化します。ＡＧＥはどんどん体に蓄積して、血管をはじめ臓器に障害を起こします。短期借り入れの高血糖によって、ＡＧＥという大きな負債を抱え込むことになります。

【2】血圧負債：血圧モーニングサージ（早朝高血圧）

血圧は朝が高く、夕方に向け徐々に低くなっていき、（午後9時頃の血圧がその人の平均の血圧に近いといわれています）夜間は低く保たれるのが正常のパターンです。朝方だけ異常に高い血圧の方がいますが、これは**血圧のモーニングサージ**（サージは、急激に上がること）と呼ばれます。また、日中、緊張するような場所（たとえば病院など）で血圧が上がる人もいます。来院ごとに血圧の値がばらばらの方もいます。いつも血圧が高いわけでもないので、ついつい、まあいいか、と思いがちですが、やはりこのような人でも、血圧がいつも正常な人に比べ、将来、心血管病が起こるリスクは高いことが知られています。血圧の絶対値だけではなく、血圧が変動すること自体が血圧負債となります。

また、モーニングサージが見られる人は寝ている間も血圧が高いことがあります。夜、血圧を測ることが少ないので、見過ごされがちですが、「夜間高血圧」は危険です。血圧が高いために血管の弾力性が失われる、腎臓の機能が低下する、あるいは糖尿病も合併している時には自律神経が傷害を受けて、夜間も血圧が高いままになります。ですから、「夜間高血圧」は、ある程度「血圧負債」が溜まってきている兆候です。

モーニングサージや夜間高血圧など血圧負債は、この次にお話しする「質のいい睡眠」により、ある程度解消されます。肥満の方では、寝ている間に一時的に気道が閉塞する「睡眠時無呼吸」になりやすいです。一時的に低酸素となった時に血圧が上昇します。肥満にならないようにすることも血圧負債の返済においては重要です。

【3】睡眠負債

寝不足、「睡眠負債」は、短期借り入れで最もポピュラーな負債ではないでしょうか。日本人は世界で一番睡眠の短い民族です。経済協力開発機構の2021年調査では、日本人の平均睡眠時間は、7時間22分です。もっと睡眠時間が短い方もたくさんいると思います。

睡眠はすべての動物にあります。最近では、クラゲでも眠ることが発表されました。動物により睡眠の長さはさまざまです。一般的にコウモリやネズミなど運動量が多く、体重あたりの消費カロリー数が大きい動物種ほど睡眠時間が長い傾向があります。

睡眠の「質」といわれますが、まずは「量」の確保が大切です。睡眠は4段階あり、まず脳波の活動が遅くなり、ノンレム睡眠と呼ばれる睡眠に入ります。N1、N2と睡眠が深くなり、N3で最も深くなった後、脳波が活発になるレム睡眠に入ります（筋肉の収縮は最低になり、この時目覚めるといわゆる金縛りを体験します）。これで1セット、1時間半ぐらいの長さです。わたしは夜間に目が覚めることがありますが、覚める間隔は1時間半あるいはその倍数であることが確かに多いです。「量」が担保されないと、この1セットの睡眠の「質」が保たれません。

睡眠は日中の疲労蓄積により夜間に向け強くなる「睡眠欲求」と、体内時計によりプログラムされた朝方に強くなる「覚醒力」のバランスで形作られると考えられます。入眠には、体温の低下が重要です。この時、脳の温度も下がっています。また夜のホルモン、メラトニンの分泌が多くなることも大切です（171ページ参照）。**メラトニンは薄明かりの状態でもその分泌が減るので、熟睡のためには、部屋を真っ暗にして眠ることが大切です。**朝方には副腎から分泌されるコルチゾール（ストレスの時に分泌されるホルモン）が上昇し、交感神経が高まり、覚醒に向かいます。この活性が強い人では先ほど述べたモーニングサージが起こりやすく、また糖尿病の人では朝起きて空腹でも血糖が高い状況が起こります。

睡眠のメカニズムは、筑波大学国際統合睡眠医科学研究機構の機構長、柳沢正史《やなぎさわまさし》によ り解明されつつあります。睡眠に誘う原動力は神経が興奮を伝えるタンパク質の活性状態にあることが次第にわかってきました。

寝ている間も脳は休止しているのではなく、老廃物の排泄、記憶の整理など重要な仕事をしています。睡眠を甘く見てはいけません。**睡眠負債を抱えると、食欲を抑制するレプチンというホルモンの分泌が減少し、逆に食欲を増すホルモンであるグレリンの分泌が増えて、夜間に食欲が亢進し、肥満につながります。高血圧、糖尿病などの原因となり、また認知症、うつ病、免疫力の低下も起こします。**ついついの夜更かしの結果、「睡眠負債」は大きな負債につながります。

不眠症を訴える人は成人の30～40％もいます。しかしながらその中で厳密に不眠症の診断に至る人は10％程度で、薬を必要とする方は約7％です。老化してくると、夜と昼のリズム、メリハリがなくなり、夜の睡眠が分断されたり浅くなったりします。逆に昼にウトウトするようになります。柳沢が発見したオレキシンは、われわれを覚醒させるホルモンですが、高齢者では夜にその活性が高まってしまいます。一方、昼にはオレキシンの活性が落ちて、眠くなるのです。昼寝は、夜寝られないため、その不足分を補うためのものだと考えられてきましたが、**高齢者の場合は「昼起きていることができない」**のです。昼寝をしたくなるのも老化負債の現れです。

年齢を重ねると代謝が低下して、若い時ほど睡眠の量は必要ではなくなります。**夜眠れなくても焦らず、それでいいのだと思うことが大切です。**そうしてリラックスすることで睡眠が誘導されます。寝れない、寝れないと焦ると余計に「睡眠負債」が増えていきます。

また、最近は覚醒を保つホルモンであるオレキシンの作用をブロックする睡眠導入剤が使用できるようになりました。副作用も少ないので、これまでの睡眠剤のイメージから脱して、安心してこの薬剤を利用して眠ることもお勧めです。

こうして少しずつ老化負債が嵩むことで、メタボリックドミノに示したさまざまな病気が起こってきます。ですから、これらの病気は、「負債病」といえます。

次に、実際に目に見える形で、不要なものが体に〝蓄積〟して起こる、老化負債病をいくつか紹介したいと思います。

老化負債がもたらす〝蓄積〟負債病

【1】脂質異常症

悪玉コレステロール（ＬＤＬコレステロール）が血管に蓄積すると、動脈硬化症が起こります。血管の内径が小さくなって血液が通りにくくなったり、血管の内側を覆っている内皮細胞が弱くなり、血栓ができて詰まったり、また「炎症」が起こって破れやすくなります。欧米の死因の第1位の狭心症、心筋梗塞を起こしますし、血圧が上がりやすい日本人では脳梗塞や脳出血がかつては死因の第1位でした。

肥満や脂っこいものを食べると悪玉コレステロール値が高くなると思われている方も多いのですが、これは誤解です。**悪玉コレステロールの値は、かなりの部分が遺伝的に決められています。**体重を減らしても悪玉コレステロールの値は下がることはありませんし、痩せている方でも悪玉コレステロールが高い方はたくさんいます。悪玉コレステロールが高い方は、両親のどちらかが高い場合がほとんどです。

はっきり原因がわかっている遺伝病としては、ＬＤＬコレステロールを結合して細胞の中に入れる〝受け手〟である、ＬＤＬコレステロール受容体と呼ばれるタンパク質をコードする遺伝子の異常がある病気です（家族性高コレステロール血症）。血中コレステロール値が１６０㎎／dL以上あると要注意ですが、現在ではコレステロールを下げる強力な薬剤が開発されて、うまく下げることができるようになっています。しかし、かつては家族性高コレステロール血症の方ではコレステロールの値が５００以上１０００にまで達し、20歳代で心筋梗塞で亡くなる方が多数いました。

コレステロールは、排除されることなく年々確実に蓄積していくので、将来どれだけ血管に蓄積していくか予測することができます。一般的に、全身の血管にコレステロールが60ｇほど蓄積すると心臓病が起こるとされています。遺伝子は両親からそれぞれ受け継ぎ、1対、二つずつあります。その両方の遺伝子に異常のある人では、この蓄積の値に12・5歳で到達し、片方の遺伝子に異常がある人では35歳で達すると計算されています。まさに「負債病」の代表であり、「コレステロール負債」といえます。

遺伝病というと、稀な疾患と思われがちですが、二つある遺伝子のどちらかに異常がある方は５００人に1人といわれています。コレステロールの高い方は迷わず薬を飲まれることをお勧めします。

【2】高尿酸血症・痛風

ビールを飲む人は尿酸を気にされる方も多いと思います。確かに高尿酸血症の方は食事に注意が必要です。しかし、**高尿酸血症は遺伝の要因が大きいです。**次の章で詳しくお話ししますが、尿酸は遺伝子を構成する核酸の主成分となっているプリン体が代謝されて作られます。レバー類（210〜320mg／100g）、白子（300mg／100g）、一部の魚介類、エビ、イワシ、カツオ（210〜270mg／100g）や、干し椎茸などに高濃度で含まれています。**1日の摂取を400mg程度に制限することが推奨されています。**アルコール飲料では醸造酒に多く含まれ、ビール350mLで10mg程度ですが、**アルコール自体が尿酸の排泄を抑えるため、毎日飲む人は痛風の危険度が2倍、とくにビールを飲む人の危険度が高い**といわれています。

ほとんどの動物では分解されますが、なぜか人間は分解することができず、尿と腸管に排泄されます。なぜ人間は尿酸を分解しないように進化したのか、その理由はわかっていません。後述もしますが、尿酸は細胞を傷害する活性酸素を消去する作用もあり、その作用を人間は利用しようとしたとする説もあります。

1日約700㎎程度作られて、尿から500㎎／日、腸管などから200㎎／日排泄されていて、血液の濃度が5～6㎎／dL程度に保たれています。ですから、腎臓が悪くなると、当然体に蓄積されます。また肥満、メタボの人では尿酸値が高くなります。これは、肥満の人では、腎臓や腸管にある尿酸を排泄するための通路が少なくなるためです。肥満の方では腸内細菌変化も原因となっている可能性があります。

尿酸は結晶を作り、コレステロールと同じように体に溜まって悪さをします。痛風は有名です。足の親指の関節に蓄積して、激しい腫れ、痛みが生じます。血液の尿酸濃度の基準値は7㎎／dL以下です。9㎎／dL程度の方では、いつ発作が起こっても不思議ではありません。尿にたくさん排泄されると腎臓結石を作り、発作が起こります。そうした派手な症状ばかり注目されがちですが、実は、尿酸は着実に腎臓にも蓄積して、コレステロールの血管に対する作用と同じように、腎臓を徐々に悪くします。腎臓が悪くなると尿酸値は高くなり、高くなった尿酸はさらに腎臓を悪くするという悪循環になります。

腎機能が6割未満に低下した場合、「慢性腎臓病」と呼ばれますが、その隠れたリスクになっています。慢性腎臓病は腎臓の機能を悪くするだけでなく、心臓病、脳血管病も起こす〝万病のもと〟です。現在1300万人の患者がいて、その原因は、昔は腎臓そのものの病気が多かったのですが、今は糖尿病が1位となっています。しかし現在は、腎硬化症と呼ばれる、腎臓に線維が溜まり萎縮する病態が増えています。その原因の多くは高血圧ですが、高尿酸血症も隠れた原因です。慢性腎臓病は〝原因不明〟のものも増えていて問題となっています。これは肥満を原因とした高尿酸血症が関わっているとわたしは考えます。まさに高尿酸血症は、痛風だけでなく全身の疾患を引き起こす「負債病」です。

高尿酸血症の方はプリン体を高濃度に含む食品を避ける、結石ができないように尿をアルカリ化する食品（海藻、野菜、イモ類など）を意識的に摂取する、肥満にならないようにする、水分を十分に取ることが勧められます。しかし、**実際は高尿酸血症は遺伝の要素が強く、なかなか生活習慣の改善だけでは尿酸は下がらないので、わたしは尿酸を下げる薬を早めに服用することをお勧めします。**

【3】脂肪肝・代謝不全関連脂肪性肝炎（マフルド）

健康診断で肝臓に脂肪が溜まっていると言われる方は、少なくないと思います。肥満傾向になると、早い段階で、肝臓の細胞の中に脂肪（中性脂肪）が溜まってきます。これはメタボの代名詞である〝お腹ポッコリ〟の、内臓脂肪の蓄積と同じことが肝臓の中で起こっています。**日本人は欧米人に比べて余分の摂取カロリーを皮下脂肪として溜める能力が低く、余分のカロリーはお腹の中の内臓の周囲、あるいは肝臓に溜められてしまいます。**その結果、内臓脂肪の蓄積（いわゆる、〝お腹ポッコリ〟、内臓脂肪型肥満といわれます）や脂肪肝になります。日本では脂肪肝の方が非常に多く、約2000万人と推定されています。

肝細胞の5％以上の細胞の中に脂肪が溜まっている状態を脂肪肝といいます。その原因は主にお酒の飲みすぎと、栄養過多（あるいはその両方）です。検査でALT（GPT）、AST（GOT）の値が40U／Lを超えている方、とくにALTが正常値を超える場合は、肝臓が脂肪の蓄積で傷害を受けているので要注意です。

アルコール性脂肪肝では飲酒をやめないでいると、約3～4割が肝臓に線維が溜まり、その後、その中で約1～3割が肝硬変になるといわれています。肝硬変は肝臓のかなりの部分が線維で置き換わった状態で、肝臓の機能（糖を作る、解毒する、血小板を作るなど）が相当に低下した肝不全という末期の病態をきたします。**男性なら日本酒5合相当の飲酒を20～30年、女性なら男性の3分の2ほどの量の飲酒を12～20年継続すると、肝硬変に進行するとされています。**

肥満、糖尿病などがあると、アルコールを飲んでいないのに、脂肪が肝臓に蓄積します。これが非アルコール性脂肪性肝疾患（NAFLD、ナッフルド）と呼ばれる状態で、7〜21年の間に5〜8％の人が肝硬変になります。さらに進んだ病態、肝臓に炎症が認められるようになった、非アルコール性脂肪肝炎（NASH、ナッシュ）では3〜10年の間に30〜50％の人が肝硬変になるといわれています。場合によっては、肝臓がんまで発症します。

最近では、アルコールの摂取の有無に関係なく、肥満などの代謝の異常に関連する脂肪性肝疾患、代謝不全関連脂肪性肝炎（MAFLD、マフルド）という新しい疾患概念が提唱されています。肝臓といえばアルコールがいけない、というばかりではなく、肥満にも気をつけないと肝臓に脂肪が蓄積して、「肝臓負債」が起こります。

【4】認知症・アルツハイマー病

現代の「負債病」の真打ちです。認知症の有病者は年々増加しており、厚生労働省の推計では認知症患者は2025年には700万人に達するといわれています。65歳以上の高齢者の5人に1人は認知症という時代になります。認知症の中でも日本人罹患者の60〜70％を占めるといわれているのが「アルツハイマー型認知症」です。1906年、アルツハイマー（1864～1915年）によって初めて報告されました。記憶障害で発症し、見当識障害、実行機能障害、理解判断力低下などが出現する進行性の疾患です。

超・超高齢社会に伴って患者が増え、人々が最も恐れる病気です。認知症の真の原因はいまだ不明ですが、神経細胞が老化する中で老廃物が蓄積することが一因と考えられています。アミロイドベータ（Aβ）、タウといった物質です。これらが蓄積するために神経細胞がどんどん死んでいきます。本来、わたしたち人間の体には、脳内からAβを排除する仕組みが備わっています。脳の中のリンパの流れです。リンパの流れは血管の流れに逆行して走っていますが、生活習慣病などにより血管の老化が進んで血管の弾力性が失われると、リンパの流れが滞り老廃物が脳内に蓄積するといわれています。

これまでは、アルツハイマー病患者の脳内では神経の興奮を伝えるアセチルコリンが減少するため、その減少を抑制する薬剤が使われていましたが、なかなか症状を抑えることが困難でした。しかし、最近、Aβに対する抗体（レカネマブ）が日本でも製造販売承認を受けました。この抗体を投与して、蓄積しているAβを破壊消去しようとする治療法です。軽度認知障害の方で、PET（陽電子放出断層撮影）でAβの存在が確認された場合に保険適用で投与され始めています。また、Aβの存在を示す、さまざまな血液の成分が探索さ

れ、慶應義塾大学病院でも検査を始めています。(6)

代謝の乱れと「負債病」

メタボリックドミノで認められるさまざまな病気は、そもそも生活習慣の乱れにより、内臓脂肪が蓄積し、われわれの体の「エネルギー代謝」が乱れることによって起こります(代謝は、体の中の化学反応のことです)。ですから、「負債病」の元凶は、過剰な脂肪蓄積であり、まさにお腹の中に溜め込まれた脂肪は返済すべき「負債」そのものです。過剰なカロリーは肝臓にも溜め込まれ、脂肪肝をきたし、「代謝」の乱れがさらに加速され、糖尿病、脂質異常症や高尿酸血症などを引き起こします。長い人生の中では、さらに、脳の細胞の代謝も狂ってしまい、認知症が起こります。

メタボリックドミノがどんどん倒れ、「負債病」が次々に起こっていくのを防ぐには、「代謝」の要である「ミトコンドリア」を強く保つことが大切です。次の章では、実際にどのようにして「老化負債」が溜まり、そして、ミトコンドリアが衰えていくのかについてお話ししたいと思います。

第四章

老化負債はどのように生まれる？

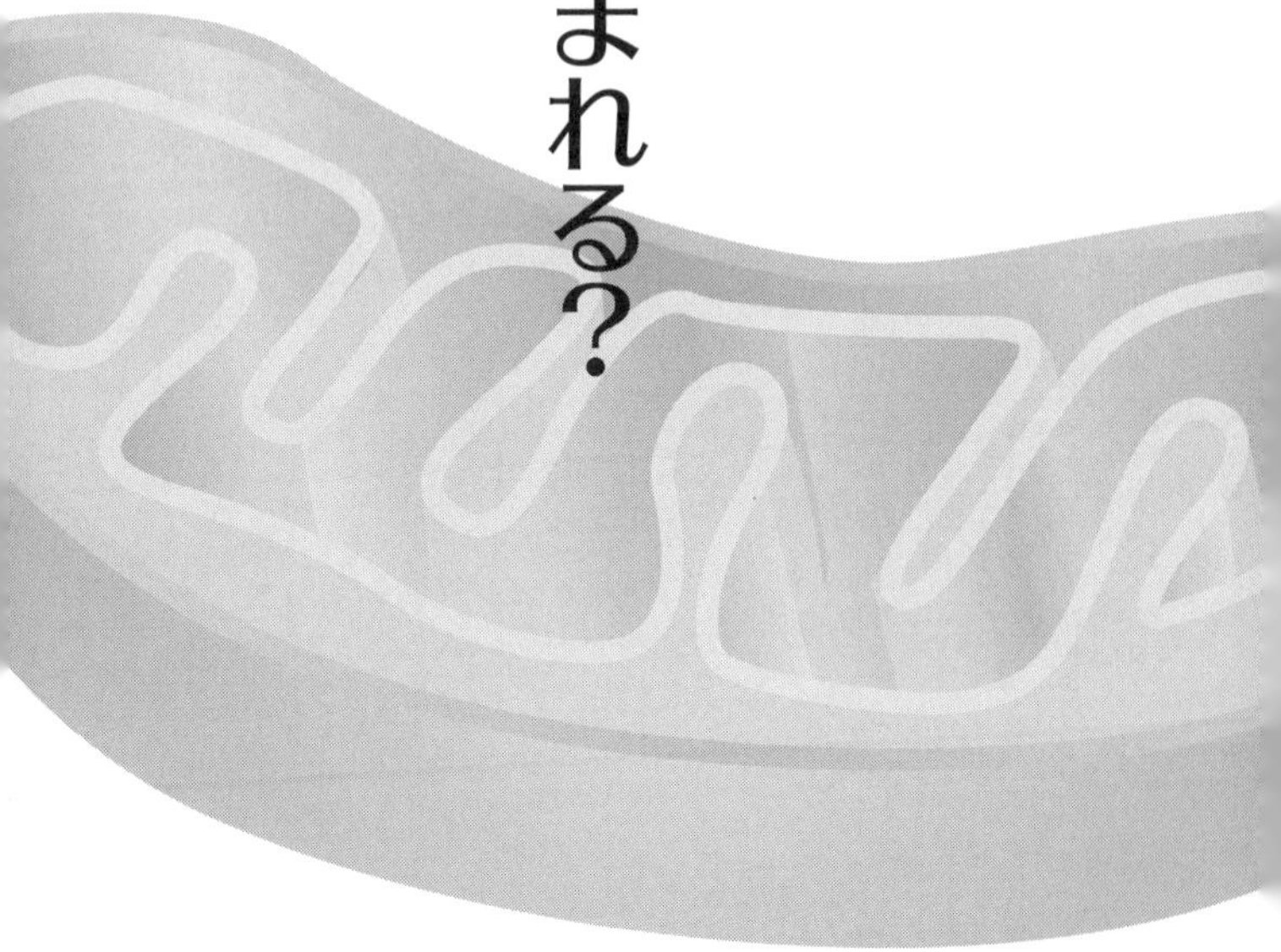

何から何まで真っ暗闇よ
すじの通らぬことばかり
右を向いても左を見ても
ばかと阿呆のからみあい
どこに男の夢がある

鶴田浩二『傷だらけの人生』 1970年

人間は実は長生き

人間は他の動物に比べて、実ははるかに長生きです。多くの動物についての比較研究によれば、動物の種としての最大寿命は、生殖年齢に達する年齢に比例することが知られて

図5　哺乳類における寿命と成長・成熟の強い相関

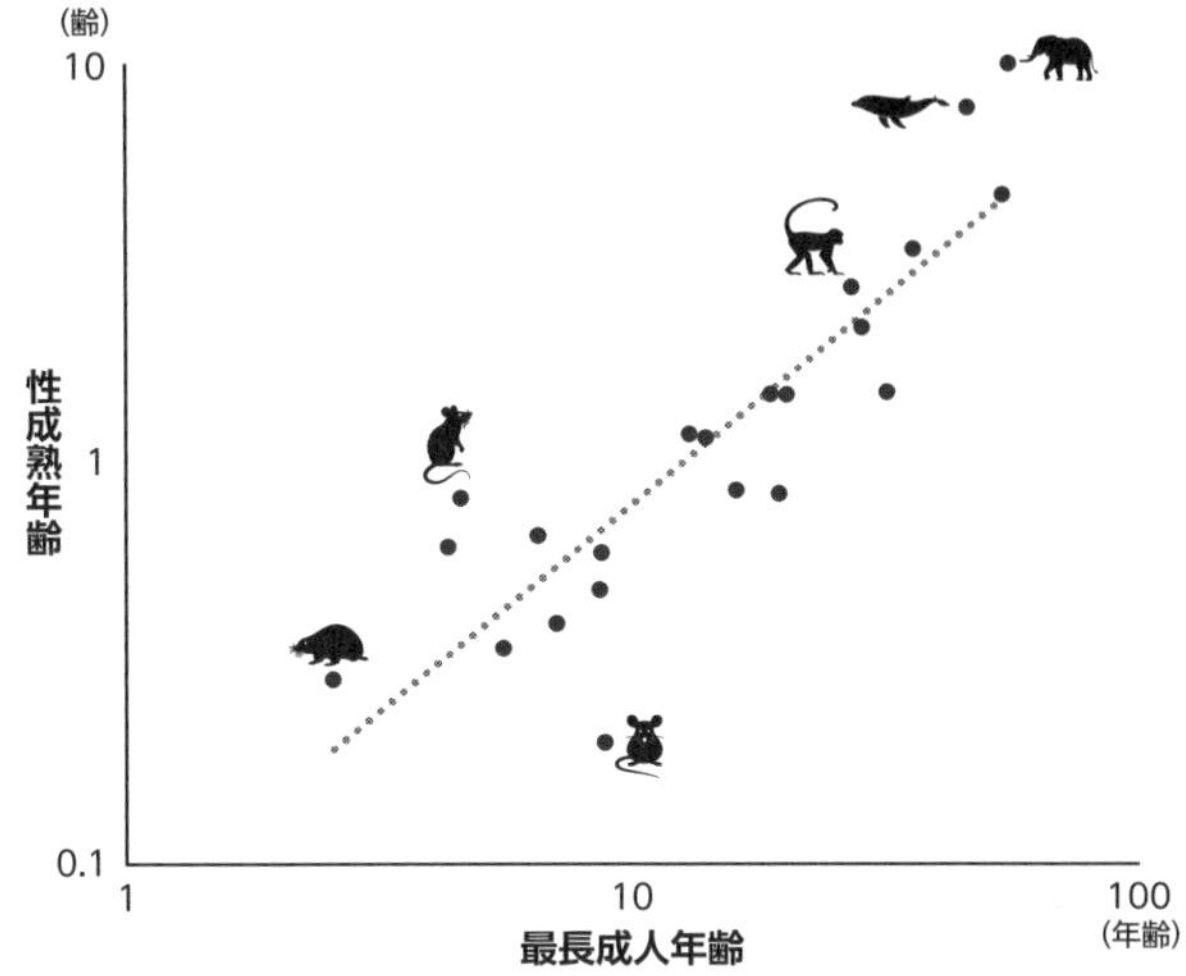

（文献〈7〉を参考に作成）

います（図5）[7]。また、妊娠期間、離乳するまでの期間とも相関します。そして、多くの動物では生殖できるようになり、子どもを産んだ後は、あっという間に死んでいくのです。つまり生老病死の方程式は成り立ちません。彼らは他の動物に食べられる、感染、がんなどいわゆる偶然の出来事の中で死に絶えていきます。わたしたち動物は成長して子どもを産み遺伝子を残すまで生きるように設計されています。それが、本来の「命」の賞味期限の設定基準です。しかし、人間だけは長い「老化」に耐え、老後の生活を維持する能力を持っています。

『なぜヒトだけが老いるのか』（講談社現代新書　２０２３年）の著者の小林《こばやし》武彦《たけひこ》は、元気で経験豊かなシニア世代が生まれることで、ヒトは共同体に必要な統率力、獲物捕獲能力、子育て力を獲得できたのではないかと推論しています。スーパー元気なおじいちゃん、そしておばあちゃんが、社会から大いに期待されてきたとしています。

『ゾウの時間ネズミの時間――サイズの生物学』（本川達雄《もとかわたつお》　中公新書　１９９２年）に示されているように、おおむね体の大きな動物ほど長生きです。生きるためのエネルギー量は、体の重さではなく体の表面積に比例します。体の表面から逃げていく熱量が大きいからです。体は、長さ：Ｌで示せます。体重は体積ですから体の長さの３乗：L^3、体表面積は面積ですから体の長さの２乗：L^2で表すことができます。ですから、体が大きくなると、体表面積の増加は体重の増加より相対的には小さくなります（$L^2/L^3=1/L$）。つまり、サイズの大きな動物ほど必要とするエネルギーが相対的に小さくてすみ、それだけ長持ちするのです。ですから、ゾウは30年生きられるのに、ネズミは2年ほどしか生きられません。省エネすることで長生きできるわけです。

このことは、エネルギーを生み出す代謝の効率が寿命を決めることを示しています。どんな動物でも一生に打つ心臓の回数は同じだともいわれます。約20億回打てば命が尽きると言われるのは、心臓が収縮するため生物が一生の間に作り出せるエネルギーに限りがあるからだとされています。エネルギー代謝効率がいいと、ゆっくり心臓を拍動させて、ゆっくり血液を全身に流しても生きることができます。**人間の心臓は1日に約10万回拍動しています。確かに人間でも、一般的には脈が速い人より脈が遅い人のほうが長生きの傾向が認められています。**

人間は驚くほどに、サイズのわりに長生きです。人よりはるかに巨大なゾウより長く生きられます。前に書きましたが、もちろん、死亡はいろいろ偶然の出来事に左右されます。しかし、それでも全体として見ると、人間はとても長生きできる生物なのです。それだけエネルギー代謝効率がいいのです。

慶應義塾大学医学部百寿総合研究センターの広瀬《ひろせ》信義《のぶよし》元特別招聘教授、新井《あらい》康通《やすみち》教授らの調査では、百寿者はエネルギー代謝の異常である糖尿病になる頻度が大変低いことが示されています。(8) 糖尿病は、エネルギーを作り出す新陳代謝に狂いが起こり発症します。このエネルギー代謝をつかさどるのが、細胞の中にある「ミトコンドリア」です（112ページの図6）（伊藤裕『臓器は若返る――メタボリックドミノの真実』朝日新書　2010年）。

図６　細胞の中の世界

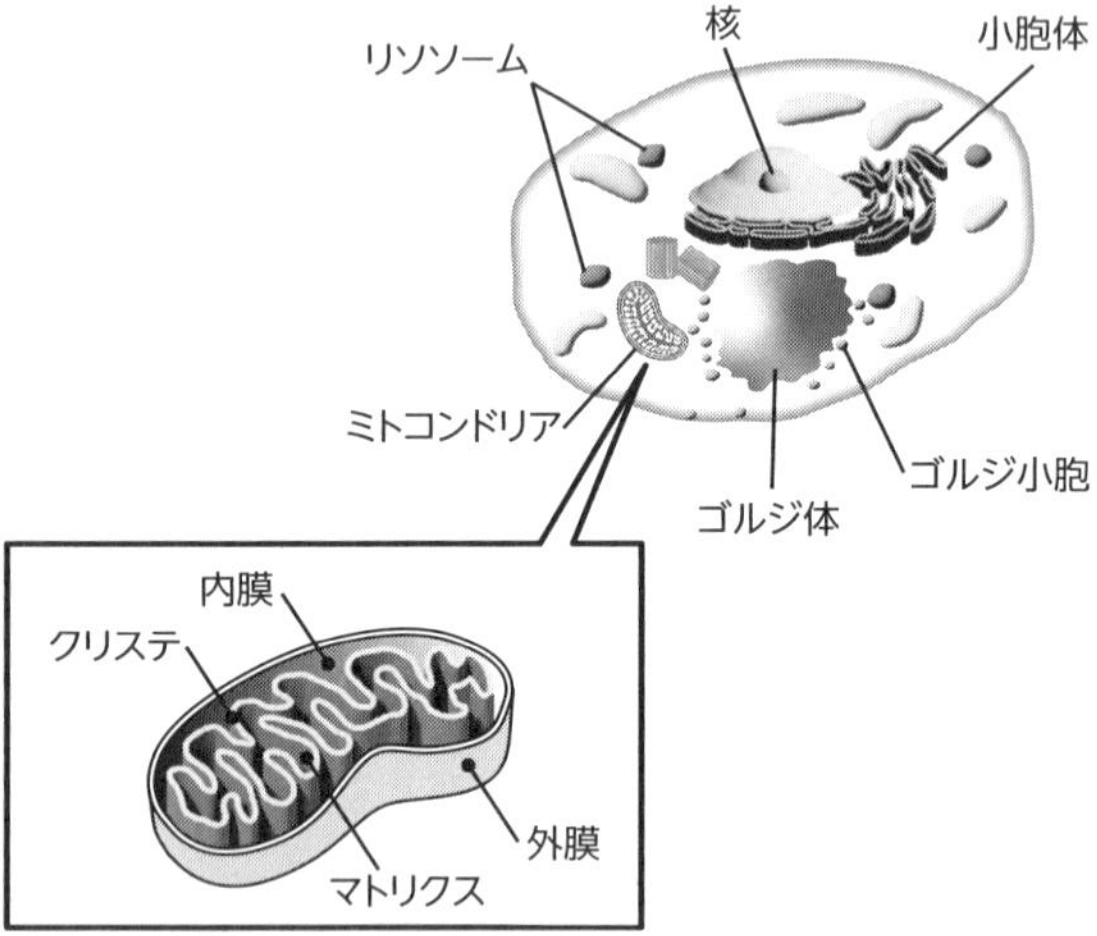

ミトコンドリアでは、栄養素の糖分と脂肪分を原料に、酸素の力でエネルギー源であるＡＴＰを作ります。ＡＴＰこそが生物のエネルギー源であり、まさに生きていくための〝お金〟です。**ミトコンドリアの力は、生きるための〝お金〟を生み出す力です。**

性能のいいミトコンドリアを持っているほど長生きができる可能性があります。〝鶴は千年〟といいますが、鳥類はサイズのわりに長生きです。鶴は20～40年ほど生きられます。鳥はずっと飛んでいないといけません。飛んでいる途中で疲れて飛ぶのをやめるわけにはいかないので、鳥類は高性能のミトコンドリアを持っているのです。

人間のミトコンドリアは、筋肉では1細胞あたり、数千個あります。40歳と80歳の人を比べると、老化によりミトコンドリアの数は半分に減っています。まさに、老化することで〝お金〟を生み出す力が衰え、だんだん貯蓄は減っていきます。ですから、ミトコンドリアの力がいつまでも保てること（生きるためのお金を生み出す力が保持されていること）が、健康長寿につながります（『NHKラジオ深夜便』２０１３年12月放送 伊藤裕「老いは臓器から～ミトコンドリア長寿法」）。

それでは、なぜわれわれ人間だけが、ミトコンドリアを長く元気に働かせて、長生きすることができるのでしょうか。

遺伝子の「使われ方」

「遺伝子」がそのカギを握っています。「遺伝」とは「生殖を通じて親から子に伝えられること」であり、「遺伝子」はそれを執行する物質です。遺伝子は種（ヒトの場合は、ホモサピエンス）が代々絶えることがないように、種の「情報」、つまり「性質」あるいは

「体質」がうまく伝え続けられるように作られた、「言葉」あるいは「暗号（コード）」です。

遺伝子はＤＮＡからできています。ＤＮＡは「核酸」という物質の一種類で、アデニン（Ａ）、シトシン（Ｃ）、グアニン（Ｇ）、チミン（Ｔ）という4種類の塩基と呼ばれる分子のどれかを持っています。アデニンとグアニンは、高尿酸血症のところでお話ししたプリン体です。Ａ、Ｔ、Ｇ、Ｃの並び方で、遺伝子は「情報」を言葉として伝えます。たった4つの文字で情報を伝えているのです。わたしたち日本人は50音で日本語を作っていますし、欧米人がアルファベット26文字の組み合わせで英語を作り、自分の意思を伝えているのと同じです。
Ａ、Ｔ、Ｇ、Ｃを含む核酸をどのように並べるかで、わたしたちは人生を営むために必要な情報を伝えています。ヒトの遺伝子の情報は、文字に換算すると約30億文字ほどあります。この情報は、コンピュータのアナログな情報（０か１）に相当し、その情報量は１ＧＢ《ギガバイト》にも達しません。われわれが親から受け取る情報はＵＳＢ１本分の容量程度であると聞くとびっくりされるかもしれません。
遺伝子配列の個人差は約０・１％、つまり、約３００万文字の遺伝情報だけがそれぞれの個人で異なっています。しかし、われわれは千差万別で、全く異なった性質を持ち、違った人生を歩んでいます。それは、**限りのある遺伝情報をいかに利用するか、つまり「遺伝子の使われ方」が一生の中で、どんどん異なっていくから**です。

われわれの生き方（性格や行動）や病気になるなりやすさは、われわれの持っている遺伝子の配列の違いだけでは決して決まりません。遺伝子の異常で起こる病気はありますが、われわれはほとんど同じ遺伝子を持っています。

遺伝子は、われわれが生きるための設計図だとよく言われますが、そうではありません。生きるための部品のカタログにすぎません。今では自分の遺伝子を解析することは比較的安価に行うことができます。わたしも過去に10万円ほどで検査をしました。しかし遺伝子検査で示されるのは、遺伝子の異常だけです。部品に大きな欠陥があるかどうかの確認です。

模型を作る時のことを想像してください。模型として完成品を作るためには、その部品のカタログだけでは作れません。どの部品を使ってどのように組み立てるかを示す設計図が必要です。違った設計図に従って、違った部品を使って違った組み立て方をすると、違ったものが完成します。**「遺伝子を使う」ということは、どの部品（遺伝子）をどれぐらいの頻度で選んで使うかということです。そして、多種多様に存在する設計図のどれを選ぶ**

かは、われわれが生まれてからの人生の経験の違いによって異なります。

遺伝子は、DNAの二重らせん（2本のDNAがはしごの手すりとなってらせん階段を作っている）の構造を取っています。2本のDNAの糸は、対をなしています。4つの塩基、A、T、G、Cは、AとT、GとCが、お互いにペアを作り、二重らせんの階段構造が作られます（図7）。通常この遺伝子ペアは強い結合です。人生の情報が、簡単に壊れないようにするためです。しかし、「遺伝子が使われる」時に、DNAの糸のよじれがほどけます。この時、遺伝子は、攻撃を受けやすくなります。

そして、片方のDNAの配列を鋳型として、アミノ酸が結合するRNA（DNAとは異なった種類の核酸）が、遺伝子の上に並べられ、その並び方をもとにアミノ酸が順次つながれてタンパク質が作られます。タンパク質はわれわれの体のパーツとなって「成長」を促し、また、化学反応を触媒する酵素となり「代謝」を進めます。このように「遺伝子の使われ方」が、ミトコンドリアの力を決め、「代謝」をコントロールしています。ですから、遺伝子がうまく使われればミトコンドリアの機能が保たれて、「老化負債」が溜まりにくくなります。

二重らせんのDNAがほどける場面はもう一つあります。それは自分自身のコピーを作

図7　遺伝子の構造

DNAはアデニン（A）・シトシン（C）・グアニン（G）・チミン（T）の４種の塩基が結合したデオキシリボースから成り、ヒストンと呼ばれるタンパク質に巻きつけられている。

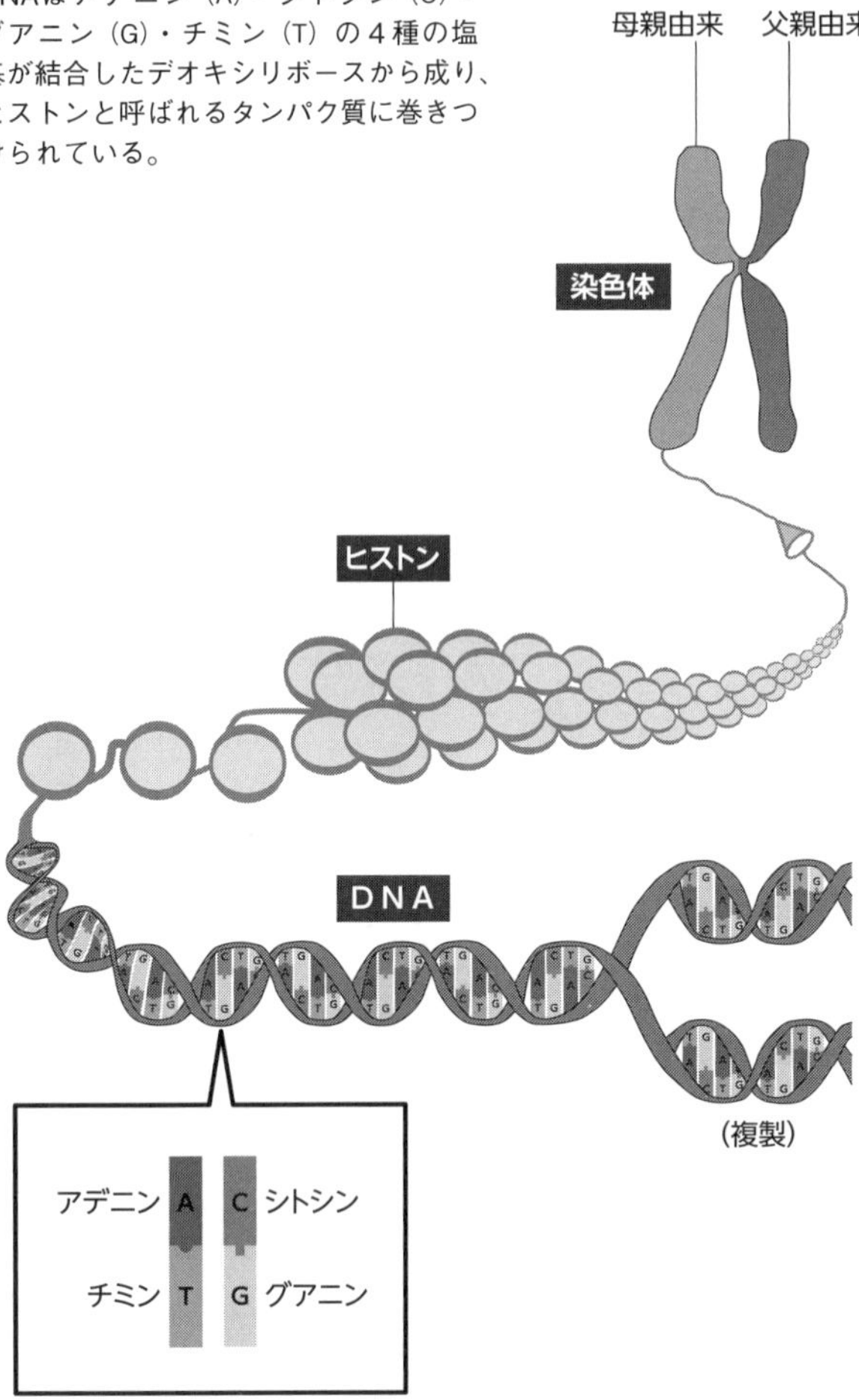

る時です。お互いがお互いの鋳型となって、A、T、G、Cが並べられて、新しいDNA鎖が作られます。そして、元のDNAは新しく作られたDNA鎖とペアを作り、新しい2組のDNA鎖が二つに分かれた細胞に振り分けられます。こうして細胞分裂が起こり、新しい二つの細胞が生み出されます。

「傷だらけの人生」

われわれが生きていく以上、普段は強く結合している遺伝子の二重らせんの「糸」がほどけることが必要になります。この時に、遺伝子には必ず一定の確率で「傷」が入ってしまいます。遺伝子を傷害する刺激が加わると、塩基が壊されて（**DNAの塩基配列の変異**、あるいは**突然変異**といいます）、その情報が潰されます。コンピュータのデータにバグが入るのと同じです。

1959年、Szilard Lは、遺伝子に偶然に起こる、この傷を〝災害〟（hit、ヒット）と称しました。[9] 確かに、台風や地震などの災害が起こると、なかなか元の状態に復興することが難しく、傷跡を残します。この〝災害〟がどんどん「蓄積する」ことが「老化」につ

図8　ウェルナー症候群の患者の変化

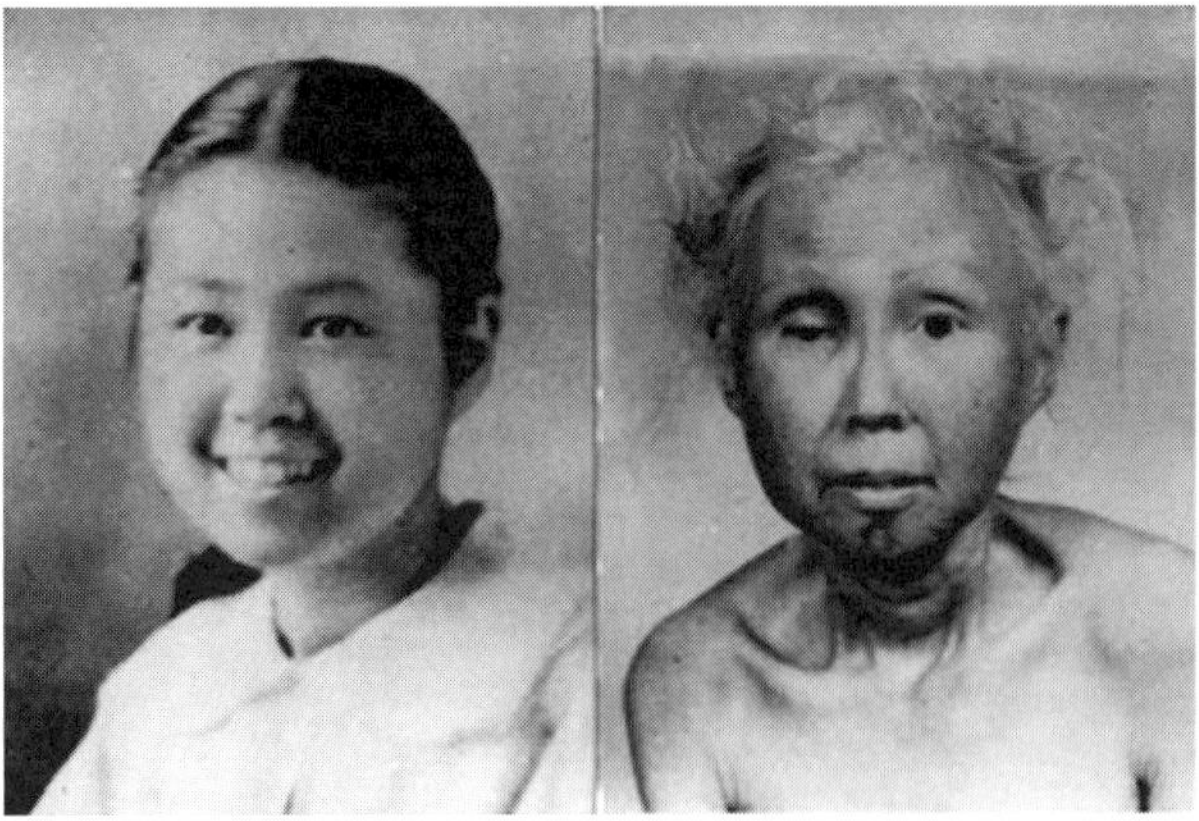

写真左が15歳、右が48歳。
（ウェルナー症候群　国際レジストリ登録〈ワシントン大学病院〉より）

ながるという説を唱えました。実際に、生まれながらにDNAの傷を修復する酵素をコードする遺伝子が欠損する人では、つぎつぎと遺伝子が傷つき、なかなか修復することができません。すると、全身の臓器に災害の傷跡が大きく残り、若くして、白髪、禿頭《とくとう》（頭皮に起きる脱毛）、動脈硬化、骨粗しょう症、糖尿病など加齢に伴う症状が現れて、早くに亡くなることが知られています（ウェルナー症候群 図8）。

遺伝子の傷を起こす細胞の外からの刺激として代表的なものは、放射線や化学物質です。たとえばこれまでの抗がん剤は、遺伝子の複製を止めてがん細胞が増殖しないように作用するものですが、まさにがん細胞の遺伝子を壊すことで、正常な細胞までが被害を受け重い副作用をもたらしたことが問題となりました。

紫外線の作用は、日焼けとして実感できます。紫外線には2種類、UVAとUVBがあり、Bは皮膚の表面まで、Aは皮膚の奥まで達して、皮膚の弾力性を保つコラーゲンやエラスチンを破壊し、そのためハリや弾力が徐々に失われていきます。赤ちゃんの時は絹（スベスベ）、中年になるとティッシュペーパー（カサカサ）、高齢になると段ボール（ゴワゴワ）といわれるように、変化していきます。まさに「皮膚負債」です。これは、紫外線によって、皮膚の細胞の遺伝子に傷が入るためです。**紫外線のもたらす「光老化」は、肌の老化の8割を占めるともいわれています**。さらに激しい遺伝子の損傷が起こると、皮膚がんになります。ゴルフや野球観戦、山登りなどで日焼けは気にかけない、または勲章だというような中高年男性は今でも少なくないように思います。光老化は、なかなか元に戻すことが難しく、早くからしっかりとした光対策が必要です。

遺伝子に傷をつける刺激は外部からだけでなく、細胞内部からの刺激も大きいです。その代表的なものは、実は、**ミトコンドリアからの刺激**です。ミトコンドリアが、オーバーワークになったり衰えてくると、ＡＴＰを産生する際に必要な酸素がうまく使われず、いわば不完全燃焼となり、酸素は「活性酸素」に変わります。この活性酸素は化学反応性が高く、いろいろな物質の性質を変える力があり、遺伝子の変異も起こします。ミトコンドリアの力が弱まると、エネルギー通貨の産生が低下するだけではなく、遺伝子も傷つけてしまいます。

遺伝子がうまく使われなくなるとミトコンドリアの力が落ち、代謝が障害されて老化が進むとお話ししました。**ミトコンドリアの機能が低下すると、活性酸素がたくさん発生して遺伝子に傷が入り、さらに遺伝子がうまく使われなくなるという悪循環が起こります。**

ミトコンドリアの衰えを正確に知ることは難しいです。しかし、老化負債の兆しのところでお話ししたように、腸のミトコンドリアが衰えると腸の動きが悪くなって便秘気味になったり、消化酵素の分泌が低下して脂っこいものが食べられなくなります。肝臓のミトコンドリアの力が弱まると、お酒に弱くなります。また筋肉のミトコンドリアが衰えると、筋力や持続力の低下として自覚されます。事実、第二章でお話ししたスタンフォード大学の研究が示した人生における老化の二つの節目のうち、最初の節目に、脂質代謝、アルコール代謝の変化が挙げられています。

遺伝子の傷つきやすさは本章の冒頭でお話ししたゾウとネズミの例とも関係しますが、

図9　寿命と遺伝子ダメージの関係

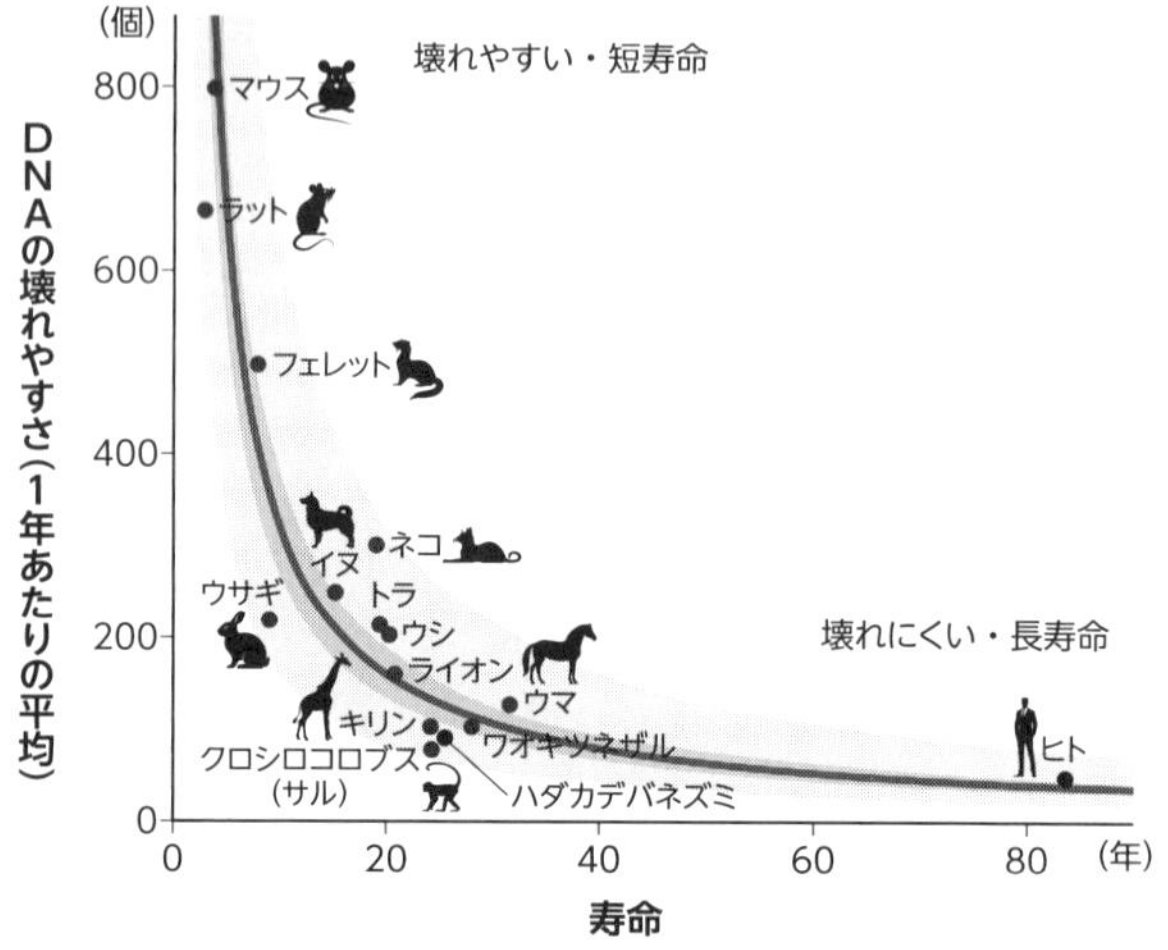

縦軸は、1年間あたりに遺伝子に突然変異が起こる割合を示している。
(文献〈10〉を参考に作成)

動物の体のサイズにおおむね逆比例します。イヌやネコに比べて体が小さいマウスではDNAが傷つきやすく、寿命も短いです。CaganAらは、2022年、哺乳類16種類の腸から採取した細胞についてその遺伝子配列を決定し分析したところ、1年あたりの細胞のDNA塩基配列の変異の率は、種によって大きく異なり、その種の寿命と相関することを明らかにしました[10](図9)。そして、ヒトでは、この「遺伝子の傷(壊れやすさ)」は、体の大きさから見て、とても少ないことが示されました。ヒトはウシヤウマに比べても、ＤＮＡの傷つきやすさは半分以下です。

もともとヒトの遺伝子自体が、他の動物に比べて強くて傷つきにくいわけではありません。生物には遺伝子に傷がつくとそれを修復する仕組みが備わっています。この**ＤＮＡ損傷（ダメージ）修復の能力がヒトはとても優れている**のです。

実は、ＤＮＡ損傷の修復に関わる遺伝子は、先ほどから説明してきた、スタンフォード大学による体の年齢に伴う変化の最初の節目、つまり44歳頃で大きく変化することが示されています。その後、これらの遺伝子の動きは年齢とともにどんどん低下していきます。**生まれて以降わたしたちの体の遺伝子の傷は蓄積していき、44歳頃にはその多くの傷を修復しようと、われわれの体は人生で最大限奮い立っている**のだと思います。

遺伝子の傷跡

われわれは遺伝子が傷ついても、なんとか修復して、その修復された遺伝子を使って生きていきます。修復のために、修復酵素がダメージを受けた遺伝子に働き、この時に、どうしても〝修復の跡〟を残してしまいます。災害で家が損壊した場合、全壊すればすべて更地にして新しい家を建て直せば元の家がまた再現されますが、半壊でなんとか元の家を生かして修繕した場合、やはり修繕したという跡が残ってしまいます。それと同じことが傷ついた遺伝子にも当てはまります。なんとか遺伝子としての機能は元に戻りますが、その遺伝子を使おうとする時、使い勝手が異なるようになります。そのため、**遺伝子が傷ついて、それを修復した前と後では、「遺伝子の使われ方」が変わってしまうのです。**

遺伝子が使いにくくなると、その遺伝子が利用される頻度が下がって、その遺伝子が本来発揮していた作用が弱くなります。細胞分裂をある程度抑えていた遺伝子があまり使われなくなると、細胞増殖が無制限に生じてがんが起こります。逆に、遺伝子が使われやすくなると、たとえば、その遺伝子が体に入ってきた外敵を攻撃する免疫系の遺伝子であった場合、自分の体まで攻撃するようになることがあります。若い時には花粉症ではなかったのに、年を取ると花粉症になったという方も多いと思いますが、これは加齢とともに免疫系の遺伝子が過剰に反応するようになったためです。

このように、遺伝子の傷は修復され、元に戻ったけれども、その使われ方が変わるようになる変化を〝**エピゲノム変化**〟と呼んでいます。ゲノムは「遺伝子」を意味し、エピは「その上」を示し、「エピゲノム」とは遺伝子そのものではなく、〝**遺伝子の構造**（DNA

図10　エピゲノム変化による遺伝子の調節

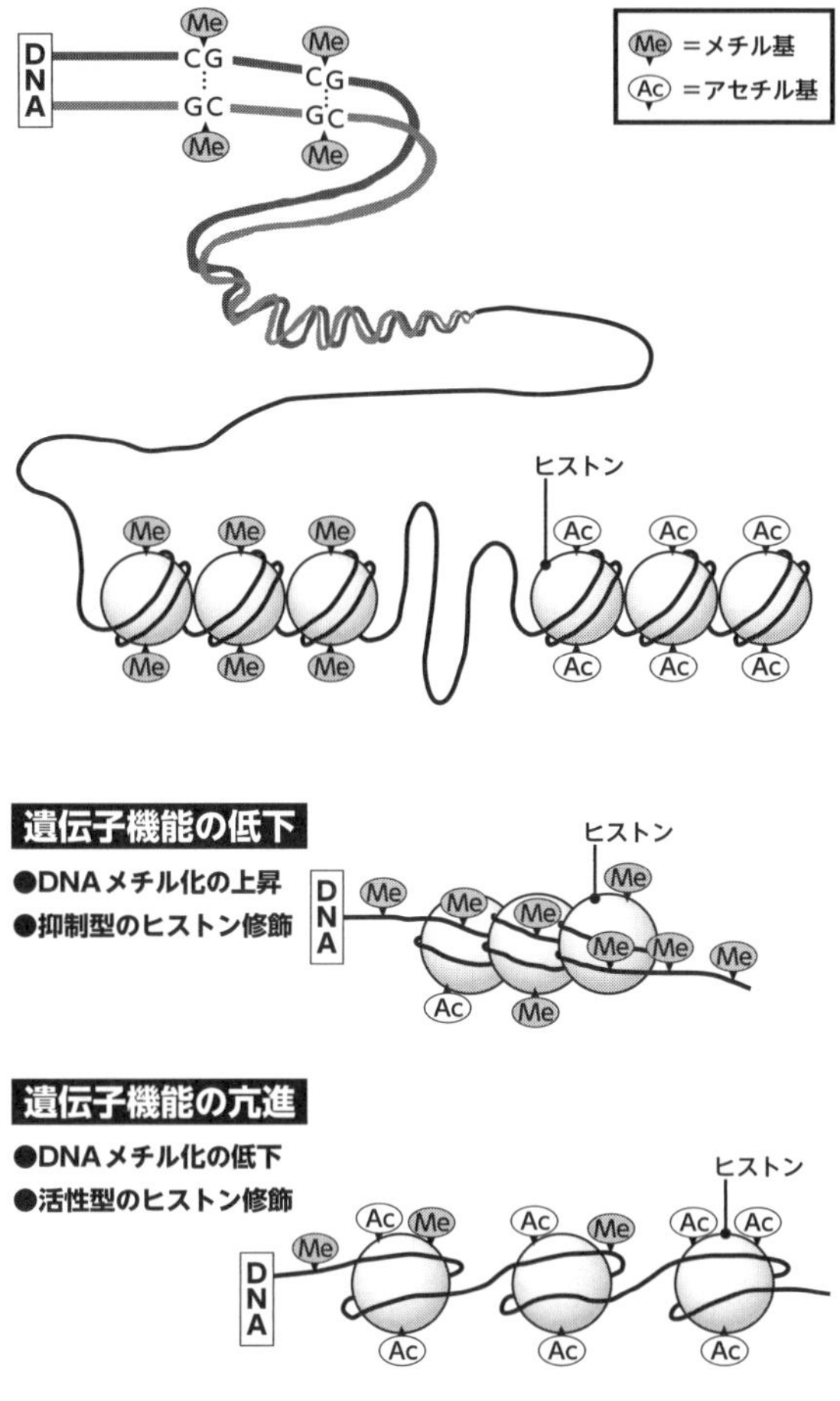

の配列）を超えて〟、それ以外の方法で遺伝子の機能をコントロールするという意味です。

ＤＮＡの糸は、糸巻きに相当するヒストンと呼ばれるタンパク質に巻きつけられています。遺伝子ＤＮＡは糸巻きに巻きついている間は、使われることはありません。糸巻きから、糸がある程度ほどけることで、遺伝子は働き始めます。ヒストンは、糸の巻きつき具合を調節するタンパク質で「遺伝子の使われ方」をコントロールしています。

エピゲノム変化は、われわれが生活の中で体験するさまざまな刺激により、ＤＮＡそのものやヒストンに、目印――炭素、酸素、水素からできているメチル基、アセチル基などと呼ばれる分子――がくっつく、あるいはくっついていたものが離れることで起こります。その結果、糸巻きのほどけ具合が変化して、前に説明したように遺伝子の働きが変わります（125ページの図10）。

ですから、ＤＮＡに書かれた情報（配列）そのものに変わりがなくても、生まれてからのさまざまな状況（生活習慣、生活環境）によって、その「遺伝子の使われ方」（どの遺伝子が選ばれ、そしてどの程度の頻度で使われるか）が変わります。

こうして**生まれてからの経験により、さまざまなエピゲノム変化が時々刻々起こり、われわれの成長の仕方と病気のなりやすさ、老化のスピードなどをさまざまに変化させて、**

図11　寿命とエピゲノム変化の関係

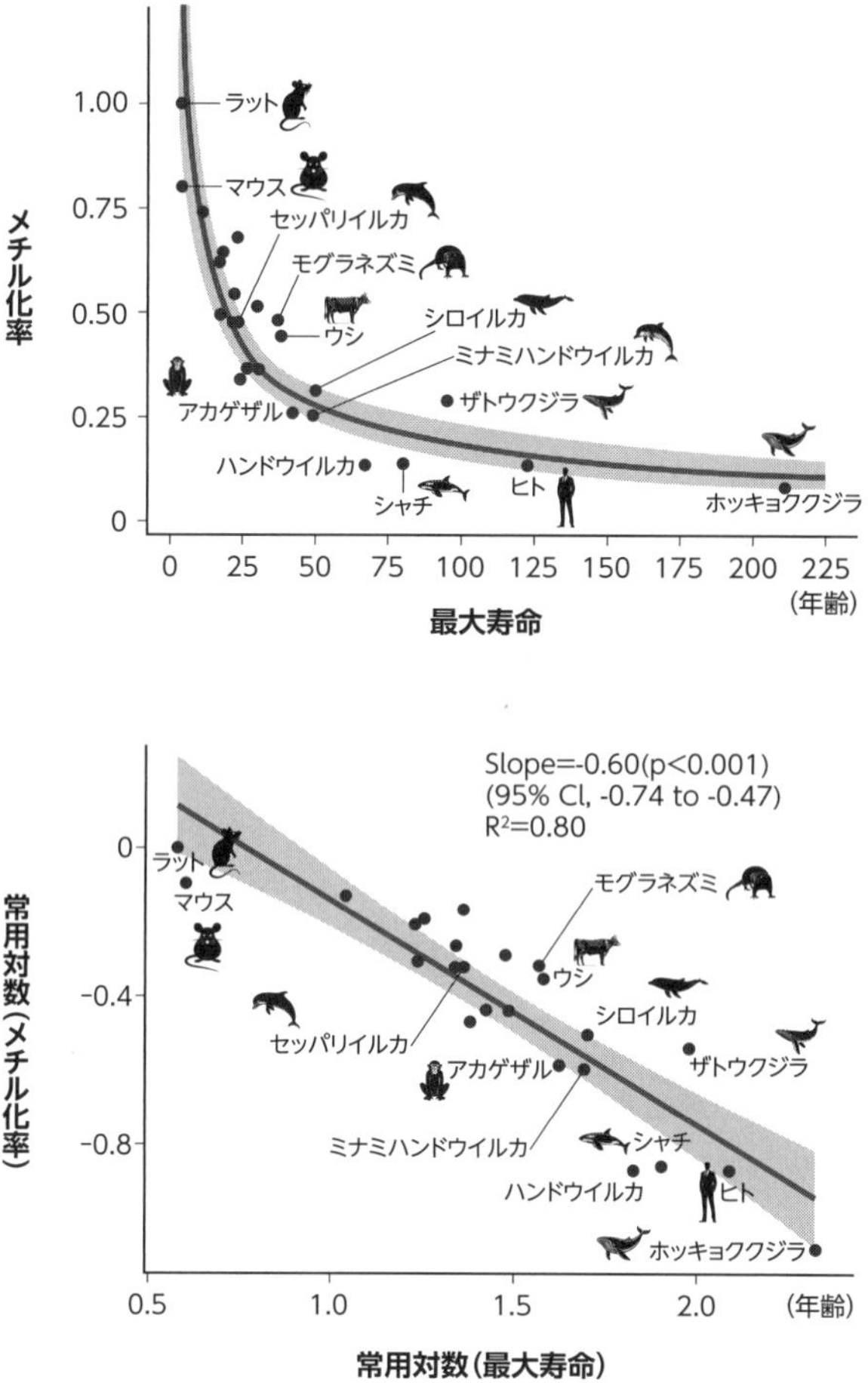

縦軸はメチル化（エピゲノム変化）の起こりやすさを示している。
（文献〈11〉を参考に作成）

図12　双子の老いの現れ方の差

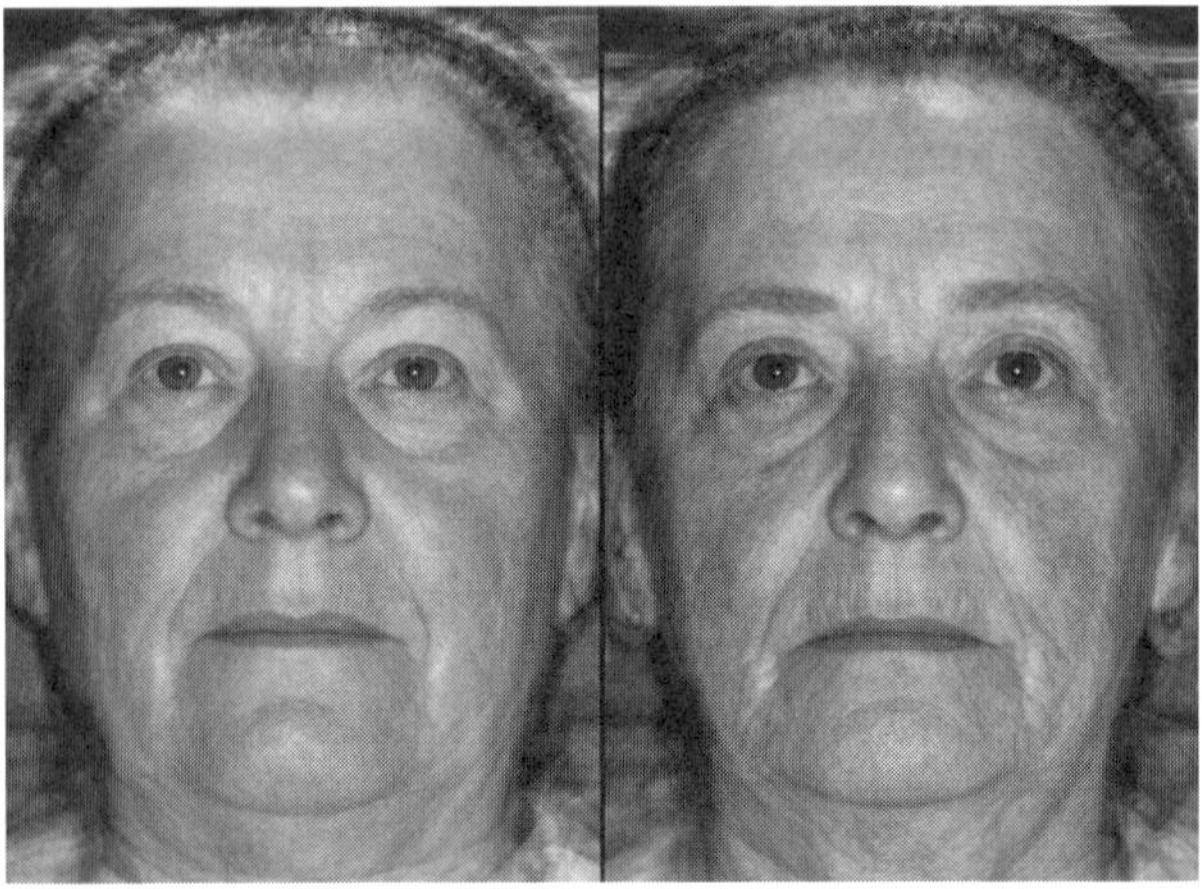

（Christensden K et al. Perceived age as clinically useful biomarker of ageing : cohort study. BMJ 339:b5262、2009　より）

寿命に影響を及ぼします。

エピゲノムの変化の度合いを、42種類の哺乳類で検討してみると、それらの種の寿命に逆比例することが発表されました[11]（127ページの図11）。遺伝子損傷を修復するために起こるエピゲノム変化（遺伝子修復の傷跡）が多いと、遺伝子の使われ方に不具合が生じる確率が増えます。その結果、老化が加速されたり、がんが起こりやすくなったりして、寿命が短くなるのです。

図12をご覧ください。この2人は一卵性双生児です。もちろん非常によく似ていますが、明らかに〝老け方〟に差があります。一卵性双生児の遺伝子

は2人とも全く同じですが、その後2人は異なった環境で生活することで、2人のエピゲノムの変化を調べてみると、大きく異なっていました。「遺伝子の使われ方」が違っていき、その結果、2人の見た目を大きく変えたのです。

さらに、大変面白いことに、70歳以上のデンマーク人の双子187組を12年間追跡した結果、**見た目が実際の年より若く見えるほうが明らかに長生きした**ことが報告されています。(12)

疵《きず》のない人間とはつき合えない。彼らには真気がないからだ。

張岱『陶庵夢憶』(松枝茂夫訳　岩波文庫　1981年)

遺伝子の年齢——人生の傷の履歴書

遺伝子の傷跡、エピゲノム変化が、老化を進める可能性があるのであれば、遺伝子の傷跡の大きさはその人の老化の度合いを示すと考えられます。最近、**「遺伝子の年齢」**あるいは、**「エピゲノム年齢」「エピゲノム時計」**という指標が考案され注目されています。

2013年、Horvath Sは、51人のさまざまな組織の細胞、8000検体について、DNAの中で、エピゲノム変化が起こりやすい部位（353個の塩基）について、エピゲノム変化である、メチル基という目印の結合状態（メチル化）を調べました。[13] その結果、**エピゲノムの変化の度合いが、その人の暦年齢とおおむね相関する**ことを明らかにしました。長く生きれば生きるほど、おおよそ、それに比例してエピゲノム変化は起こります。

その後も、血液の中の細胞の遺伝子のさまざまな部分でのメチル化の度合いを暦年齢と合致させるように計算アルゴリズムが作り出され、いろいろなエピゲノム年齢、エピゲノム時計が考え出されました。そして、多くの人で、さまざまなエピゲノム年齢を算出すると、ある人では、その人の暦年齢よりエピゲノム年齢のほうが大きい、つまり〝遺伝子的には老いている〟、逆に暦年齢よりエピゲノム年齢が小さい、つまり〝遺伝子的には若い〟人が出てきました。暦年齢は、生まれた年月日で誰でも一律同じように決められます。しかし、それぞれの人はそれぞれの人生を歩んで、さまざまな異なる経験をしているので、その結果、起こるエピゲノムの変化が異なり、エピゲノム年齢が暦年齢と必ずしも一致しなくなるのは当然です。エピゲノム年齢と暦年齢の差は、人によって数年から10年程度の幅があります。

そして、**その人の老化の度合い（免疫細胞の数、皮膚の状態、脳萎縮の程度、体重など）は、暦年齢より、エピゲノム年齢のほうがより相関する**ことが明らかになりました。また、エピゲノム年齢が高齢になればなるほど、心血管病や認知症やがんが多く発生することもわかりました。

われわれは日本人の慢性腎臓病患者では、暦年齢よりエピゲノム年齢のほうが8歳ほど高いことを見出しました。(14) つまり腎臓が悪くなると、遺伝子的に8年ほど老化が進んでしまう可能性があることを示しています。また全身の老化が進むとさらに腎臓が悪くなるという悪循環があると考えられます。また、その人のその後の腎臓の機能の低下とエピゲノム年齢が相関し、エピゲノム年齢が高い人ほど腎臓の機能が悪化するスピードが速いことを報告しました。

慶應義塾大学医学部百寿総合研究センターと岩手医科大学いわて東北メディカル・メガバンク機構との共同研究で、100歳以上の百寿者（101〜115歳）94名と20〜70歳の421名について、独自に開発したエピゲノム年齢を測定してみると、百寿者のほうのエピゲノム年齢の加速度が遅く、暦年齢よりおおよそ10歳程度、エピゲノム年齢が若く維持されていることが報告されました[15]。

さらに、遺伝子ごとに詳しく調べてみると、百寿者のがん遺伝子や認知機能に関わる遺伝子のエピゲノムの状態は若い人と同じ程度に維持されていること、一方、老化に伴い臓器を傷害する炎症に関わる遺伝子が、より老化していることが示されました。単にすべての遺伝子が若さを保つことだけでなく、ある遺伝子については老化が進むことも長寿には必要である可能性が示され、その意味するところはさらに研究が必要です。

生まれた年で決まる単なる暦年齢より、エピゲノム年齢（遺伝子の年齢）のほうがより正確にその人の体の老化の度合いを示す可能性が明らかになってきたのです[16]。昨今、年齢で差別することはよくないと指摘され、一律、同じ年で定年とすることに疑問が投げかけられています。これからさまざまなエピゲノム年齢の測定技術が進み、より精緻な計算法ができれば、エピゲノム年齢のほうが社会的に重要視されるようになるかもしれません。

個人的には、わたしは、自分のエピゲノム年齢を知るのはちょっと勇気がいります。告白しますが、これまであまり自分の体にまじめに向き合ってこなかったと反省しています。きっと遺伝子がボロボロになっている気がします……（医者は、一般的な体の知識があるだけに、わたしのように、自分の体は大丈夫と甘く考えがちになる方も結構おられます）。

老化負債は遺伝子のダメージ修復の蓄積である

エピゲノム年齢は、その方の過去の遺伝子のダメージ、そしてその修復（エピゲノム変化）の歴史を物語り、老化の程度をよく表します。

遺伝子ダメージの修復に伴うエピゲノム変化は、遺伝子の失調、「誤作動」を起こします。その結果、細胞の機能は低下し、通常であれば、どんどん代謝し消滅排除されるべきものが蓄積していきます。そのこと自体が、さらに細胞の働きを低下させます。

われわれの体の中には、厄介者を見つけて退治しようとして働く防衛隊、いわば体の自警団が備わっています。この自警団の活動が「炎症」です。外部から入ってくる敵の場合

（病原体や化学物質）、それを排除して、敵が撤退すればそれで元に戻りますが、遺伝子の誤作動で新たに作られるゴミは、継続的に蓄積され続けます。原子力発電所で、発電を続ける以上、放射性廃棄物が溜まり続けるのと同じです。いくら排除しようとしてもきりがなくなります。

こうして炎症が持続し、そのこと自体でさらに細胞が傷つき、その空いた穴を埋めるために自警団細胞（線維芽細胞）は線維を作り、これで埋め合わせをしようとします。臓器は線維が溜まり、ガチガチになり、萎縮して機能できなくなります。これが臓器不全という病態で、健康状態には決して戻れない人生の最終ステージです。

体の年齢的変化の二つ目の節目の時、炎症に関わる遺伝子が大きく動いています。60歳という年齢あたりで臓器の機能が大きく障害される可能性があります。また、糖代謝、腎臓機能の遺伝子も、この時大きく動くことが示されています。**腎臓の機能はわれわれの体全体の老化の状態をよく反映することが知られています。**実際、糖尿病や腎臓病は第二の節目、60歳あたりから進行していきます。

ですから、**「老化負債」は、遺伝子の損傷修復に伴うエピゲノム変化の蓄積**といえます。「老化負債」は、われわれが長生きできるようになって現れたさまざまな病気、「負債病」

を生み出す母地となります。

第一、二章で、「老化負債」は、自分が本来持っている体の波動リズムからのブレであり、このブレを早く感知できる、いいリズム感を持つことが老化負債の返済には必要であるとお話ししました。第三章では、老化負債は、いつ頃、どのような体の不具合として現れてくるのか、「負債病」とはどんなものかをお示ししました。そして、第四章では、この「老化負債」の本体は、遺伝子の傷を修復しようとした結果起こるエピゲノム変化の蓄積であるとお話ししました。その結果、ミトコンドリアは衰え代謝が障害され、寿命は短くなります（136〜137ページの図13）。

老化負債の「返済」とは、エピゲノム変化を元に戻し、ミトコンドリアの元気をいつまでも保つようにすることです。これができれば、〝若返る〟ことができます。次の章ではその方法についてお話ししたいと思います。

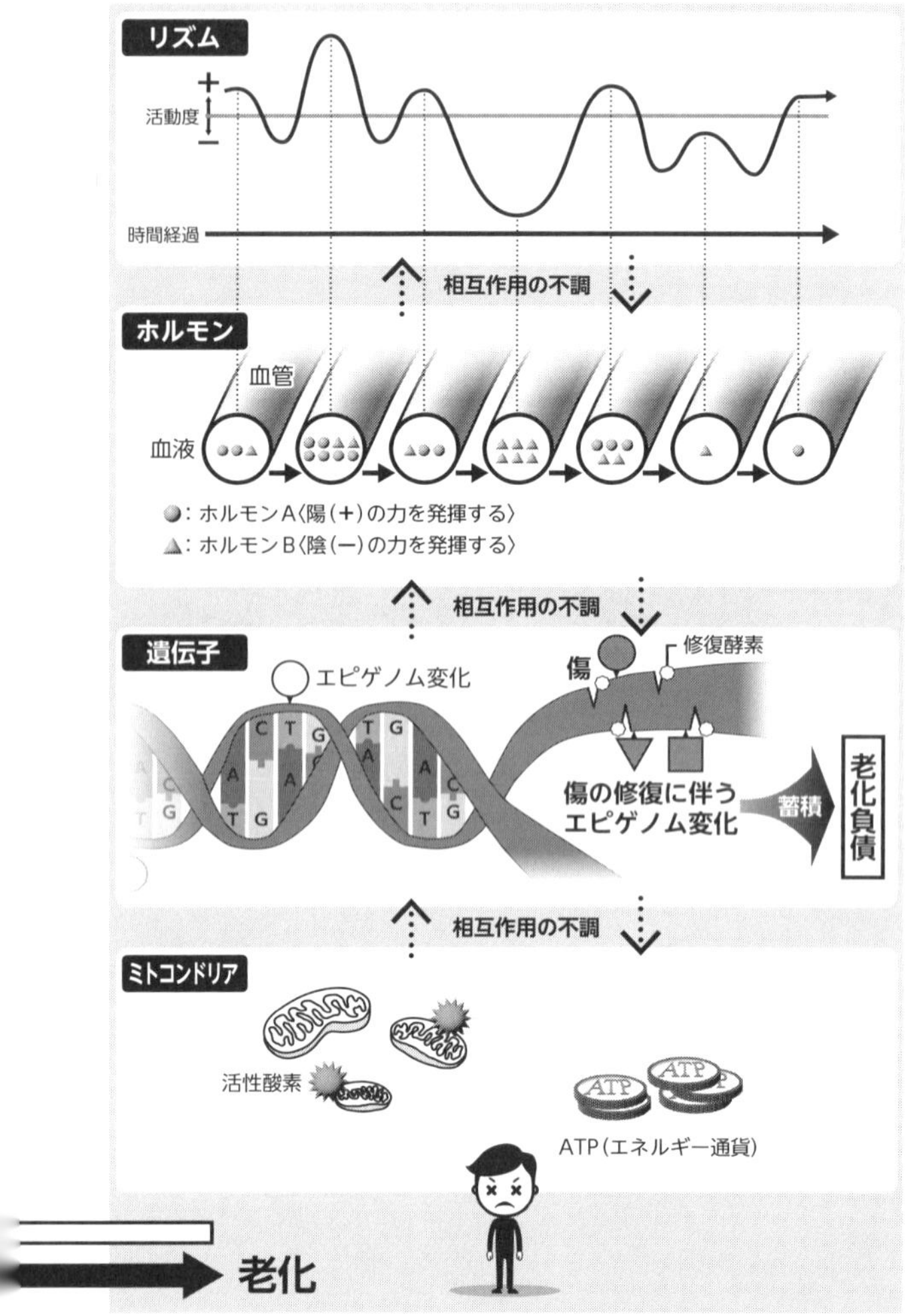
リズム
活動度
＋
－
時間経過
相互作用の不調
ホルモン
血管
血液
●：ホルモンA〈陽（＋）の力を発揮する〉
▲：ホルモンB〈陰（－）の力を発揮する〉
相互作用の不調
遺伝子
エピゲノム変化
傷
修復酵素
傷の修復に伴う
エピゲノム変化
蓄積
老化負債
相互作用の不調
ミトコンドリア
活性酸素
ATP
ATP（エネルギー通貨）
老化

図13　老化負債の起こり方と返済の仕組み

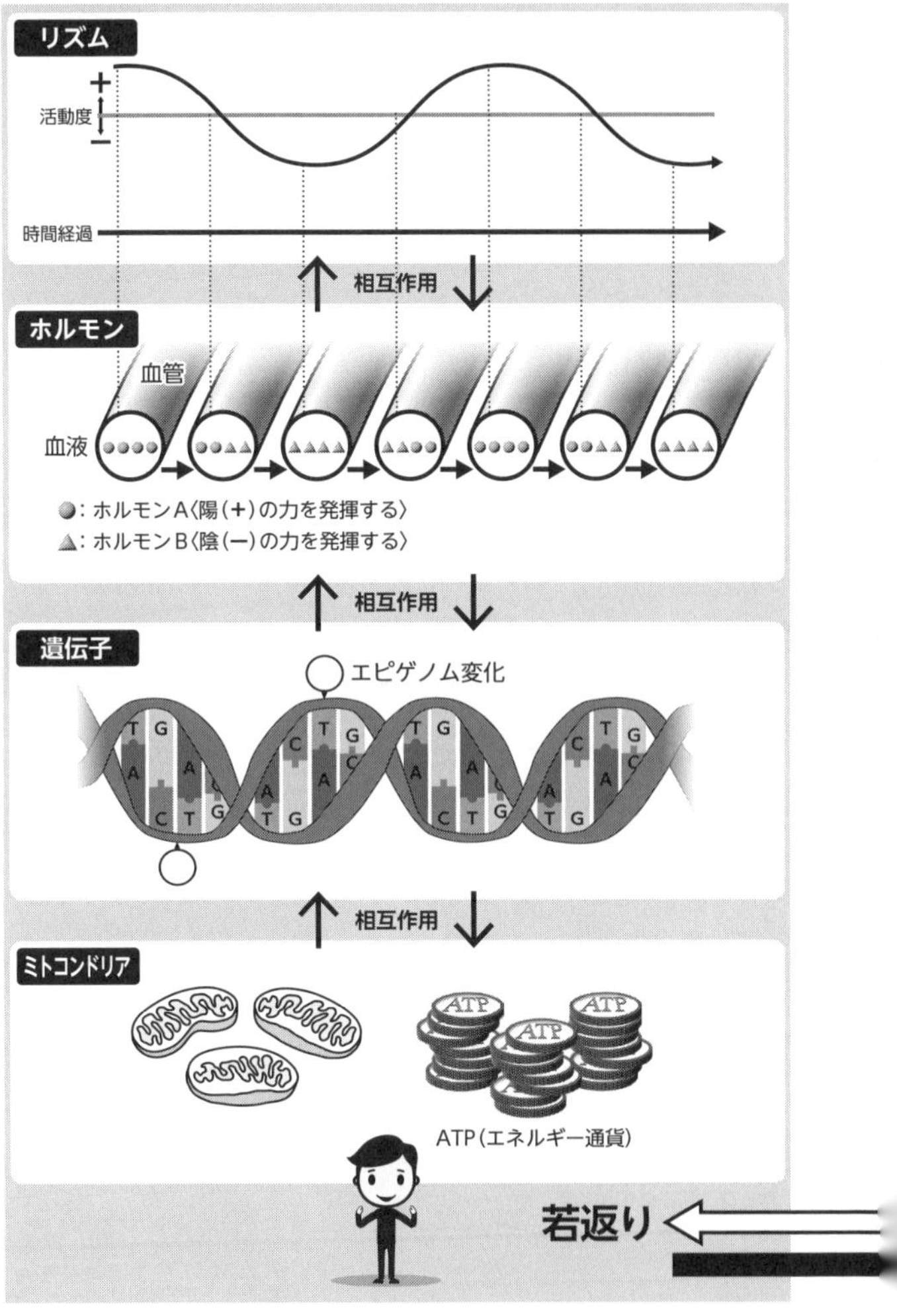

第五章

いつからでも臓器は若返る！

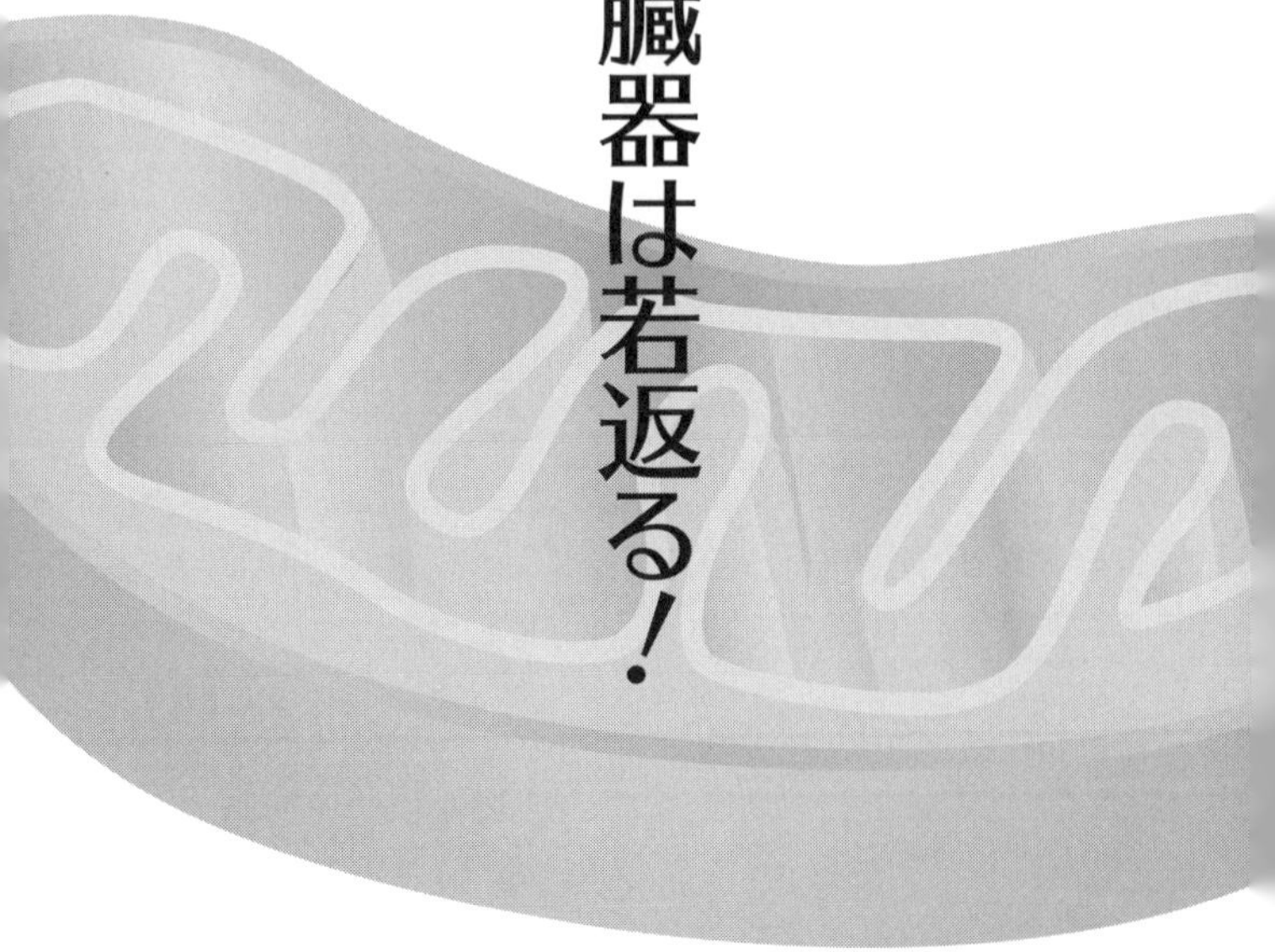

（四人に瓶を示しつゝ）諸君、これが今お話したファウンテン・オブ・ユース卽ち回春泉と私が譯した靈泉なのだ。かういふ性質の靈泉に關した傳説は世界的で、何處《どこ》の國にもある。……君たちは馬鹿騒ぎをして瓶を微塵にして、靈泉をみんなこぼしッちまつたぢやないか？　それが、前生活の恥や罪惡を記憶してる人達の行爲ですか？　同じ過ちを繰返すやうな愚は決してしない、六十年の苦《にが》い經驗を無にはしないと誓つた人達の行爲ですか？

坪内逍遙「回春泉の試驗」（『長生新浦島』 実業之日本社　1922年）

「若返りの泉」はあります！

その水を飲んだり浴びたりすると若返るといった霊験ある泉の伝説は、洋の東西を問わず古くからあります。ヨーロッパの人たちは、西インド諸島あたりにあると聞いたようで、

図14　若返り物質はホルモンとして存在する

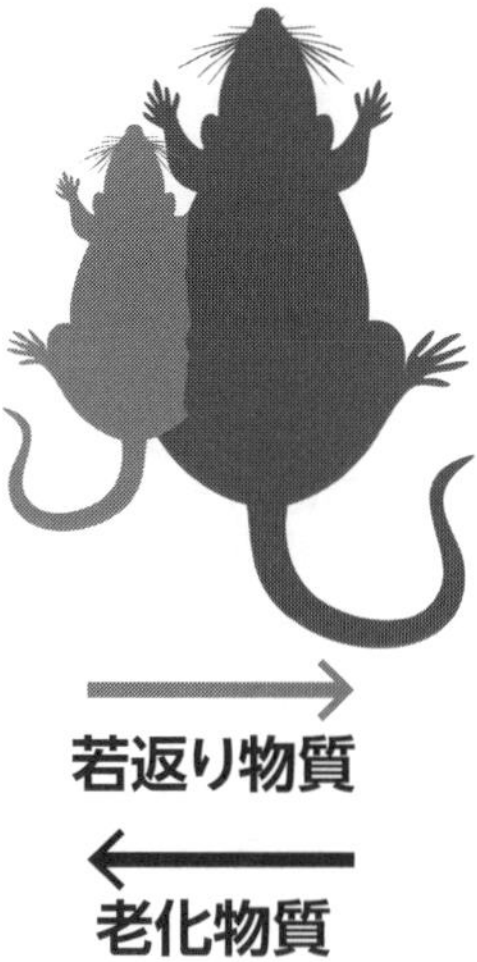

パラビオーシス手術とは、２匹のマウスの腹部を切開した後、結合する手術。傷が治る過程で、血液が行き来できるようになる。図のように若いマウスと年寄りマウスを結合すると、若いマウスが老化し、年寄りマウスは若返る。

現在のフロリダあたりに泉があると信じられてきました。不老不死はそれほどに万人の願いであったわけですが、実際には人々は若返りなんて、夢のまた夢、無理だと考えてきました。しかし、最新の科学でその可能性に光が見え始めています。

若返り手術の動物実験が報告されています。パラビオーシス（併体結合）という手術を若いマウスと年老いたマウスに施します。これは、2匹のマウスの腹部を切開して、お互いを縫い合わせ、人工的に結合双生児を作るものです（141ページの図14）。傷が治る過程で、血液がお互いの体をめぐるようになります。そうすると、年老いたマウスはみるみる若返った（筋肉が強くなったり、認知機能が回復した）という結果でした。このことは、**若いマウスの血液には、若返りを促すホルモンが流れていた**ことを示しています。この結果を受けて、若者の血液を輸血して若返りを図ろうという研究に8000ドル支払えば参加できるという、ややいかがわしい臨床研究もあるそうです。米国のスタートアップ企業であるアンブロシアがこうした参加費徴収型の治験を実施し、600人の被験者から480万ドルを得た可能性があることが、2017年初頭に報道されました。

人生の時計を逆回転！

老化は遺伝子のダメージの修復がうまくいかない結果である、とお話ししました。実際に、DNAダメージ修復酵素を破壊したマウスでは寿命が短くなり、糖尿病、骨粗しょう症、免疫能力の低下、血圧上昇が見られます。人でも同じことがウェルナー症候群（11

9ページ参照）の患者に見られます。しかし驚いたことに、この老化マウスは、カロリー制限食を施すことにより、老化の進行が妨げられたことが報告されました[17]。食事に気をつけることで、遺伝子の傷跡は大きくても、老化が遅くなったのです。

実際の暦年齢より、遺伝子の年齢、エピゲノム年齢が若い方が実践している生活習慣として、**食事・運動・マインドフルネス**などが知られています。もちろん、体にいいことをすれば遺伝子のダメージも少なくて、遺伝子的にも年を取りにくいことは理解されます。

しかし、面白いことに**実際に負債を抱えてしまった方でも、「老化負債」を返済できる**ことが報告されています。50〜72歳の43人の健康男性において、エピゲノム変化の一つであるＤＮＡのメチル化を変化させる食品、腸内細菌を元気にする食物繊維と植物栄養素が含まれた食事の摂取、睡眠、運動、リラクセーションのガイダンスで構成される8週間のプログラムがなされました。その結果、Horvathのエピゲノム年齢が介入前の1・96年、若返り傾向を示し、何もしない方と比べると対象群とは3・23年の有意な差がありました[18]。**エピゲノム時計を逆戻しさせる可能性が示された**のです。

薬剤を用いた臨床研究でも、51〜65歳の男性に数カ月、メトホルミン（糖尿病治療のスタンダード薬剤で、抗加齢効果が期待されている）、成長ホルモン、ＤＨＥＡ（男性ホルモン、女性ホルモンのもとになるステロイドホルモン）を合わせて投与することで免疫力の回復傾向、そしてエピゲノム年齢の若返りが報告されています。[19]

このように、人生の時計を逆戻しすることは可能なのです。[20]

「臓器若返り」の三種の神器

ヒトにおいてエピゲノム年齢を逆戻しするエビデンスに基づいた、臓器を若返らせるための三つのアプローチを紹介したいと思います。

【1】食

カロリー制限、普段食べている量の7～8割にすると、（まさに腹八分目）サルに至るまで寿命が延びるだけではなく、糖尿病、心血管病、認知症にもなりにくい、つまり、健康寿命が延びることが知られています。[21]

図15を見てください。右（C、D）がカロリー制限をして食べる量が少なかったサルです。左（A、B）の年老いたサルとは同じ年には見えず、精悍です。人間でも同じような

図15　カロリー制限はアカゲザルの疾病の発症と死亡を減少させる

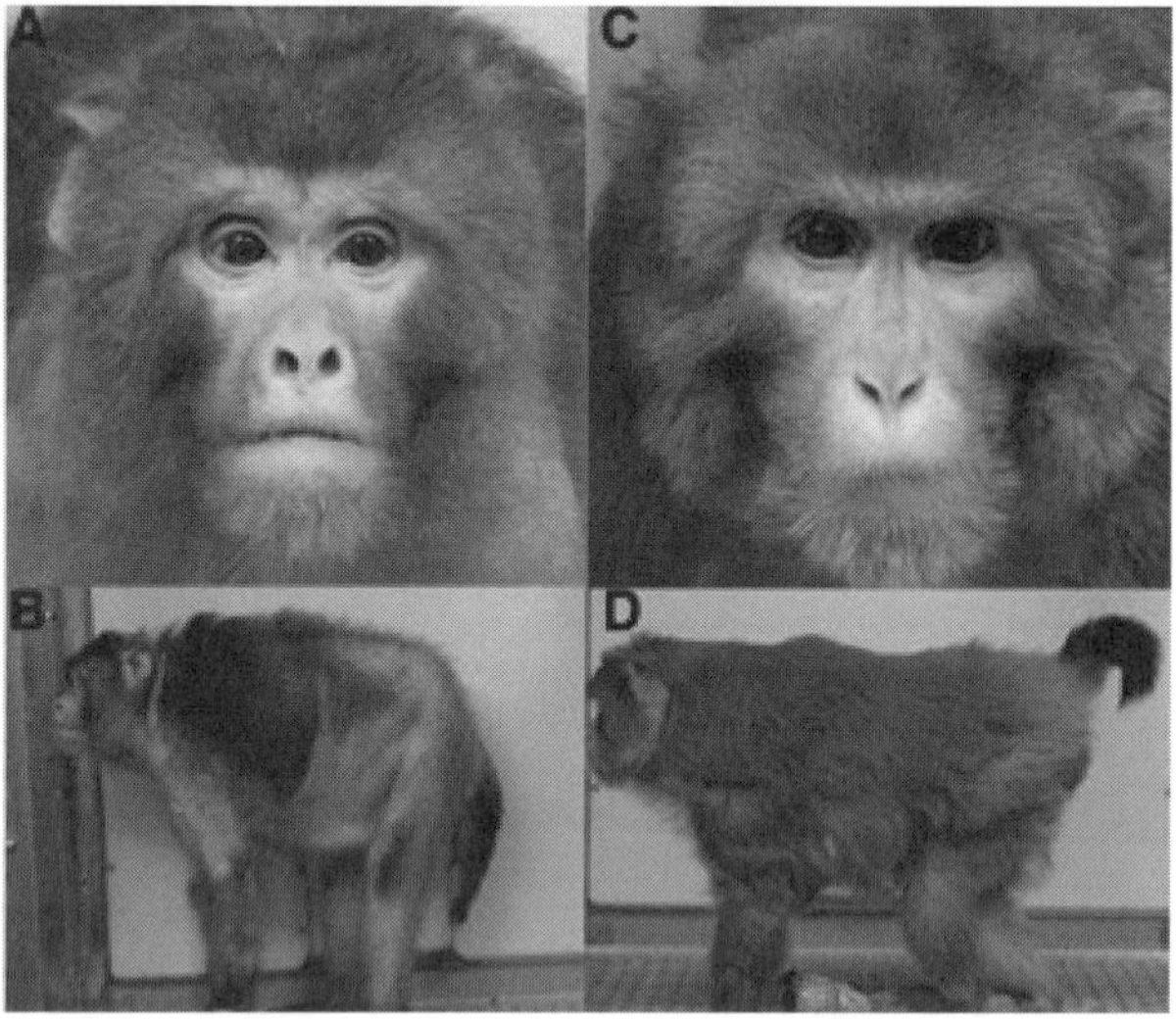

写真左が普通食を与えたサル、右がカロリー制限したサル（21）。

方が増えてきています。博報堂の調査では、現在は、「消齢化社会」になってきているとしています（『消齢化社会――年齢による違いが消えていく！　生き方、社会、ビジネスの未来予測』博報堂生活総合研究所　インターナショナル新書　２０２３年）。「消齢化社会」とは「年齢による差が消えていきつつある社会」を意味しています。確かに、最近は、年代ごとの考え方の違いが少なくなり、また「見た目」も若い人とお年寄りの差が小さくなってきています。

〝スーパー元気な高齢者〟が増えているのは事実です。超・超高齢社会の負の面ばかりが強調されていますが、わたしは、こうした明るい材料にももっと目を向けるべきだと思います。

しかし、正直いって、わたしは、右のカロリー制限をして若々しく見えるサルより、左の普通の食事を与えられ自然に老成したサルのほうが好きです。いろいろな経験や知識を併せ持った長老の風格を感じます。極度なコントロールをせずに豊かな食生活を送り、自然な老い方をして初めて得ることがあると思うのです。

「老化負債」を背負えば当然返済しなければいけない状況が訪れるのですが、その返済過程の苦労や経験は、その後の人生において役に立つことが大いにあると思います。ピンチが実はチャンスとなります。

カロリー制限による健康寿命延長のキーマンは、**サーチュイン**といわれる酵素です。これは長寿遺伝子の一つと考えられています。この酵素には、エピゲノム変化の一つであるヒストンタンパク質についたアセチル基という分子を引きはがす作用があります（脱アセチル化酵素、ＨＤＡＣと呼ばれます）。この作用によってさまざまなタンパク質の機能が変わり、ミトコンドリアが元気になります。

われわれが1日に必要とするカロリー量は、年齢、活動度によって異なります。基礎代謝量（男性で1300〜1500kcal、女性で1000〜1200kcal）にその人の活動度に応じたカロリーを足し合わせたものとなりますが、おおむね1日2000kcal程度です。肥満の人では3000kcal、ときには4000kcalを摂取している場合もあります。ですから、カロリー制限をする場合は、1500kcal程度に抑えるのが限度だと思います。米国では、カロリー制限協会があり、参加者は1400kcal程度の食事を続け、長生きできるか、自ら検証しています。正直に申し上げて、彼らの体格から考えるとこのカロリー制限は厳しすぎて、ちょっと痩せすぎ、かえって老いた感じに見える方もいます。

サーチュインを活性化する補酵素として**NAD（ニコチンアミドアデニンジヌクレオチド、ビタミンB_3の仲間）**が知られており、そのもとになる物質**NMN（ニコチンアミドモノヌクレオチド）**は今、抗老化物質として人々の熱い視線を浴びています。わたしたちは、世界で初めてNMNをヒトに投与する臨床研究を行いました。[22]

サーチュイン以外にも、よいエピゲノム変化を起こすさまざまな酵素が知られています。サーチュインとは逆にヒストンタンパク質をアセチル化する酵素（HATと呼ばれる）もあります。こうしたHDAC、HATなどが含まれる食物が多く知られており、そうした食物には、「老化負債」を返済する作用が期待できます。[23]

たとえば、次のようなものがあります。

①スルフォラファン：
アブラナ科の野菜に含まれる天然物質（ファイトケミカル）の一種で、ブロッコリーやキャベツなどに微量に含まれています。ピリッとした辛みを持ち、HDACを抑えて解毒力や抗酸化力を高める作用があることが報告されています。

②クルクミン：
黄色のポリフェノール（植物の苦味、渋味、色素の成分となっている化合物）で、ウコンなどに含まれています。HATを抑制して、抗菌や炎症抑制作用、抗酸化作用、抗がん作用などが報告されています。

③カテキン：
緑茶に多量に含まれるポリフェノールで、HDACを抑制し、抗菌作用を示し、いわゆる悪玉腸内細菌を減らします。1日、1～2ℓ程度の摂取が目安とされています。

④腸内細菌の産生する酪酸‥

HDACを抑制して、免疫力を高める作用などがありますし、また肥満、糖尿病も抑制します。ヨーグルト、乳酸飲料、チーズ、キムチ、発酵豆乳などを摂取することで酪酸産生菌を増やすことができるといわれています。

⑤キウイフルーツ‥

遺伝子の傷害自体を少なくする、あるいは、DNAダメージを修復する力を強める食品に関する研究は少ないです。しかし、信憑性にやや問題がありますが、3週間、26～54歳の14名のボランティアに抗酸化作用があるビタミンCやその他のファイトケミカルを含むキウイフルーツ1個を普段の食事に加えることで、リンパ球の核酸の酸化の低下、DNA断裂を修復する力が増加したことが報告されています㉔。

⑥地中海食‥

健康寿命延伸に効果的であることが知られています。地中海周辺の人が長生きなのは、抗酸化作用がある赤ワイン（サーチュイン作用があるのではないかということでも注目されました）をたくさん飲むことだけがその理由ではありません。彼らは、不飽和脂肪酸（魚、シーフード）、全粒粉で作られたパン、パスタ、豊富な果物、野菜、マメ科植物、オリーブオイル、ナッツ類、ハーブやスパイスを含む食事を取っています。地中海食は、オメガ9系の不飽和脂肪酸に富んだオリーブオイルをふんだんに取り入れ、オメガ3系の不飽和脂肪酸を含む魚、野菜の料理が中心となっています。その結果、塩分の摂取も少なくなります。油は体に悪いと毛嫌いされがちですが、いい油は体によく、地中海食はいい油を使った食事内容となっています。この食事がエピゲノム変化をいい方向に変えることが知られています㉕。

世界の最新金融ニュース、市場の分析、マーケットデータを提供するブルームバーグの2019年の調査において「健康な国」指数でスペインが第1位、イタリアが第2位でした。地中海食を食べている国が健康な国でワンツーフィニッシュをするのは頷けます。

⑦和食‥

2013年、ユネスコ無形文化遺産に指定された和食は、塩分が多いことに問題はあるものの、味噌、醬油など発酵食品、魚介類、海苔、ワカメ、海藻類の佃煮など、大豆、旬の野菜（とくに根菜）をメインに、品数が多いことが特徴です。高温多湿で、家畜を飼育する習慣のない日本では、地中海食とは対照的に脂質が少なく、発酵食を豊富に食に取り入れ、食物繊維の多い海藻なども ふんだんに取ります。この食事が世界一の長寿国の理由の一つとなっていると思います。地中海食に劣らず、あるいは、それ以上に老化負債返済に威力を発揮します。

世界には、「ブルーゾーン」と呼ばれる、100歳以上の人がたくさん住んでいる地域があります。5カ所のブルーゾーンが知られています。すなわち、

1. イタリア　サルデーニャ島
2. 日本　沖縄
3. アメリカ　カリフォルニア州　ロマリンダ
4. コスタリカ　ニコジャ半島
5. ギリシャ　イカリア島

地中海食、和食を摂取している地域が三つも入っています。

【2】運動

きつめの筋肉トレーニングをすることにより筋肉を肥大させる遺伝子のエピゲノム変化が起こります。そしてその後トレーニングを休止してもその効果が残り、トレーニングを再開した時に、前回より大きな効果が得られる（記憶効果）ことが報告されています[26]。

レジスタンス運動（腕立て伏せやダンベル体操といった筋肉に負荷をかける動きを繰り返し行う運動）の経験のない8名の男性参加者に、7週間にわたり週3回の運動負荷を段階的に加え、その後7週間の休みを設け、再度7週間の運動を負荷しました。具体的には、1回1時間のセッションで週2回の下半身筋肉トレーニング（スクワット、レッグプレスなど）と週1回の上半身筋肉トレーニング（バーベルベンチプレス、ショルダープレスなど）を実施しました。

すると最初の負荷により筋肉肥大（下肢の筋肉量が6・5％増加）が起こり、多くの筋肉の成長に関わる遺伝子でエピゲノム変化（脱メチル化）が起こりました。休止中に筋肉肥大は元に戻りましたが、いくつかの遺伝子のエピゲノム変化は残り、再度の負荷でさらに大きな筋肉の肥大（12・4％の増加）が見られたのです。

【3】マインドフルネス

マインドフルネスとは、ただ目の前のことに集中している状態です。食事や運動と同じくエピゲノム変化に影響することが知られています。マインドフルネスストレス低減法は、1979年にマサチューセッツ大学の医療センターで開発されました。評価や判断を一切手放し、過去や未来のことを切り離して今の瞬間にだけ注意を払おうとする瞑想法です。

少なくとも3年以上のマインドフルネス瞑想法を経験した19名の習熟者に対して、わずか1日だけ、集中的に8時間コースで座位や歩行時に行う瞑想などを組み合わせたプログラムを実施したところ、エピゲノム変化を起こす酵素（HDAC）が低下し、炎症を促す遺伝子の発現が減少しました[27]。

また、その場で与えられた題目でスピーチや暗算を行うストレス負荷テストを実施し、その時分泌が増えるストレスホルモン、コルチゾールがどれほど早く正常値へ回復するかを検討したところ、瞑想プログラムにより、その正常化が速くなっていました。

YouTubeでは15分程度のさまざまな「マインドフルネス瞑想法」が体験できます。水の流れる音などのBGMの中、瞑想ガイドが柔らかな声で語りかけます。自分の体に注意を向ける、たとえば、自分の手の重さ、足が床に触れている感覚、呼吸の際のお腹の膨らみ、空気が体の中を流れていることなどを感じるように誘います。

老化負債返済のカギはストレス

これら老化負債を返済するための三つのアプローチに共通することは、心身の〝ストレス〟をうまくコントロールすることです。食事も運動もわれわれの体にとっては一種のストレスです。

ストレスと聞くと、体に危害を与える嫌なイメージを持たれる方が多いと思います。しかし、ストレスのもともとの意味は、その人の〝ルーティン〟を変えようとする力です。そして、われわれが感じる〝ストレス〟の大きさとは、〝ルーティンからの外れ具合〟です。その人の感じるストレスの大きさは、どれほど自分自身の強固なリズムを持ち、それを把握しているか、そして、どれほどそこからのズレを察知できるいいリズム感を体得しているかによって決まります。

〝想定外〟の程度が大きいと大きなストレスとなり、副腎からコルチゾールというストレスホルモンがたくさん分泌されます。コルチゾールは強力にエピゲノム変化を起こす作用を持っています。ですから、遺伝子の傷跡は大きくなって、「老化負債」をどんどん増やしていきます。

その人がいいリズム感を持っていれば、将来起こることをうまく予測できて、強く〝想定外〟と感じることは少なくなり、ストレスは大きくはならず、コルチゾールの分泌は抑えられます。

リズムは波の動きとお話ししました。柔軟に少しブレることを繰り返していくと、大きくブレることがない生活を長く送ることができます。**全く一本調子ではなく、メリハリの利いた山あり谷ありの生活は、むしろわれわれに〝ワクワク感〟を与えます。〝ワクワク感〟はエピゲノム変化を元に戻し、ミトコンドリアを元気にしてくれるホルモンの分泌を促します。**こうして、いいリズム感を持ってホルモンのバランスをうまく保つことで、「老化負債」は返済されていきます。

ストレスに対応する能力は、精神神経科の領域では**「ストレスコーピング」**（コープは対応するという意味）といいます。人と接する、人と会話をするストレスを処理するのに困難を伴う人、つまりストレスコーピングに先天的に障害があると、自閉スペクトラム症

図16　ハダカデバネズミ

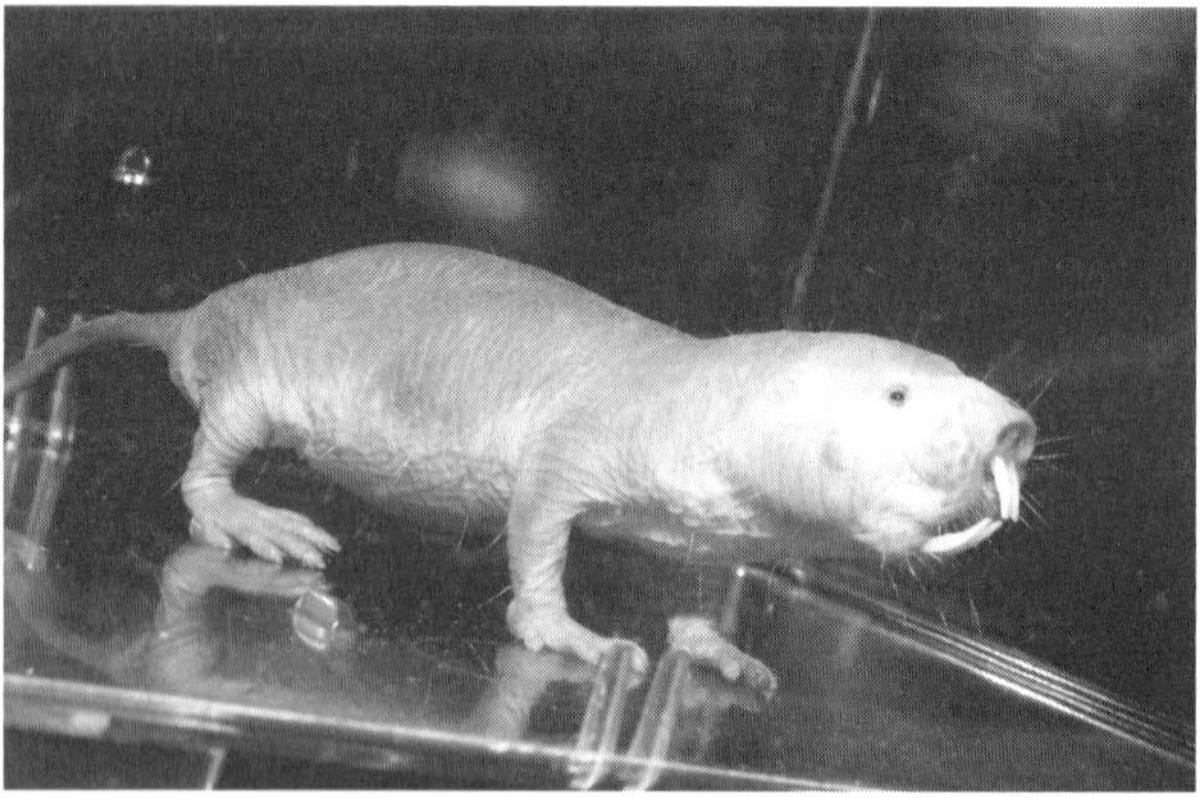

©朝日新聞社

が見られたり、また、うつ病を発症しやすかったりします。老化負債返済の基本は、ホルモンバランスを整え、いいリズム感を持って上手にストレスコーピングすることです。

超・長寿のネズミのヒミツ

人間の話からは少し逸れますが、ハダカデバネズミをご存じでしょうか？　このネズミは体長10cm、体重数十g程度で、体の表面に感度の高い細かい体毛しか生えていない特徴的な姿をしています（図16）。このネズミは、極めて長生きします。普通のネズミの寿命は3年ぐらいですが、このネズミは30年生きます。10倍も寿命が長いのです。人間でいえば、

1000歳まで生きていることになります。そして、ハダカデバネズミは普通のネズミに比べて、圧倒的に遺伝子の傷が少ないのです。また、このネズミにはがんが起こりません。

彼らは哺乳類では珍しく、アリやハチのように真社会性集団（繁殖する個体が限定されていて、不妊の個体が多数存在し、肉親以外が協力して子育てを担当し、2世代以上が共存している社会）を作っています。光の届かない穴の中で、群れの中で一つのペアだけが繁殖を行い、他の個体は体が小さいものは住まいの穴掘りや食料の調達を行い、大型のものは巣の防衛を担当しています。こうしたストレスの少ない平和な共同生活様式が、彼らのうまいストレスコーピングとなり、長寿につながっているのかもしれません。

先程お話しした人間のストレスと老化負債の関係性を考えるヒントにもなりそうです。

世界で最も老化負債を返済しやすい国

世界経済フォーラムの2018年世界競争力レポートで、**スペインは「世界一健康な国」といわれています。**また、2007年にビル&メリンダ・ゲイツ財団の支援を得て設立された保健指標評価研究所（IHME：Institute for Health Metrics and Evaluation）

のレポートによると、スペインの平均寿命は２０４０年までに85・8歳となり、日本は85・7歳で2位に後退する見込みだそうです。スペインの長寿化の要因として食以外の要素も指摘されています。その他の理由として指摘されているものを挙げていきます。ここまでお話しした若返り、老化負債返済のヒントになると思います。

【1】家族、友人との関係と食、シエスタの生活習慣

彼らは経済的な理由もあり、1人で生活している人が少なく、家族の絆を大切にします。食事は昼食が中心で、昼には仕事場から家に帰って**家族で一緒に長い時間をかけ、語らいながら食を取ります**。食事の内容は紹介した**地中海料理**、そして**昼にしっかりと食べるので夕食は軽めに終える**ことができます。

お昼寝、シエスタは有名ですが、実際にスペインでシエスタをしている人は、18％程度です。しかし彼らは昼食の後、デザートとコーヒーでリラックスし、コミュニケーションの時間を持ちます。ＧｏｏｇｌｅやＮＡＳＡでも「シエスタ制度」を導入し、従業員の生産性がある程度上がったとされています。実際は**昼休みを現在の1時間から3〜4時間とし、終業時間を遅らせる**ものです。午前の疲れを十分に取り、また睡眠不足の改善などに

役立つといわれています。昨今叫ばれている「働き方改革」の、集中的、効率的に仕事をこなして終業後から翌日の始業まで十分に時間を取るという方針とは異なるものです。また、スペインのシエスタは、自宅に戻り親しい人とともに語らう意味合いが大きく、日本の現実とは異なるところもあります。日本式のシエスタの在り方が望まれます。

【2】日照時間と散歩の習慣

スペインは年間300日以上が晴天の地域もあり、外に出て散歩をしたりビーチや公園で日光浴をする人が多いです。愛犬家が多く、自然と散歩する習慣も身につきます。**外に出て日光を浴び、体内時計を整え、運動することが簡単に行える**環境にあります。

もちろん、最近は地球温暖化で夏の昼間に外に出ることは危険な行為と思われるようになっていますし、お話ししたように、過度に紫外線を浴びると皮膚がんの可能性が増えます。うまく太陽を楽しむ方法は大変難しい世の中になっています。

【3】「スペイン語」はハッピー言語

われわれは自分の考え、感情を言葉にして表していますが、逆に言葉にすることで気分が規定される面が実は大きいものです。現在、世界で最もよく話されている言語はもちろん英語であり（約13億4800万人の話者）、第2位は標準中国語、11億2000万人、第3位はインド人が話すヒンディー語で6億人です。スペイン語は5億4300万人が話し、第4位です（「25 Most Spoken Languages in the World」「INSIDER MONKEY」2021年8月12日公開）。

最近、仕事でコロンビアを訪れました。コロンビアの人々はスペイン語を話します。わたしはスペイン語がわかりませんが、陽気で楽しそうに話しているように見えました。

実際に、バーモント大学のピーター・ドッズの研究で、最も広く話されている10の言語について分析してみると、スペイン語にはポジティブな言葉（愛、笑い、など）が多いことがわかりました。またスペイン人は悲観的な物言いはせず、あくまで楽観的に語り、気おくれすることなく自然にお世辞を言うことができるとわたしは感じます。

【4】医療に対する安心感

スペインでは公的医療保険に加入すれば基本的に医療費が無料です。もちろん病院の込み具合や医療技術の格差などの問題もありますが、基本は医療が無料という安心感は大きいと思います。

老化負債の返済上手なスペインの人たちから、わたしたちも学べることがあるのではないでしょうか。文化が異なるからこそ、わたしたちがまだ気付いていない発想や考え方に出会えることもあります。それらを日本人向けにアレンジして取り入れることで、思わぬ効力を発揮してくれるかもしれません。

次章では、老化負債返済におけるホルモンの大切さ、そしてその利用の仕方についてお話しします。

第六章

ホルモンバランスがリズム感を作る！

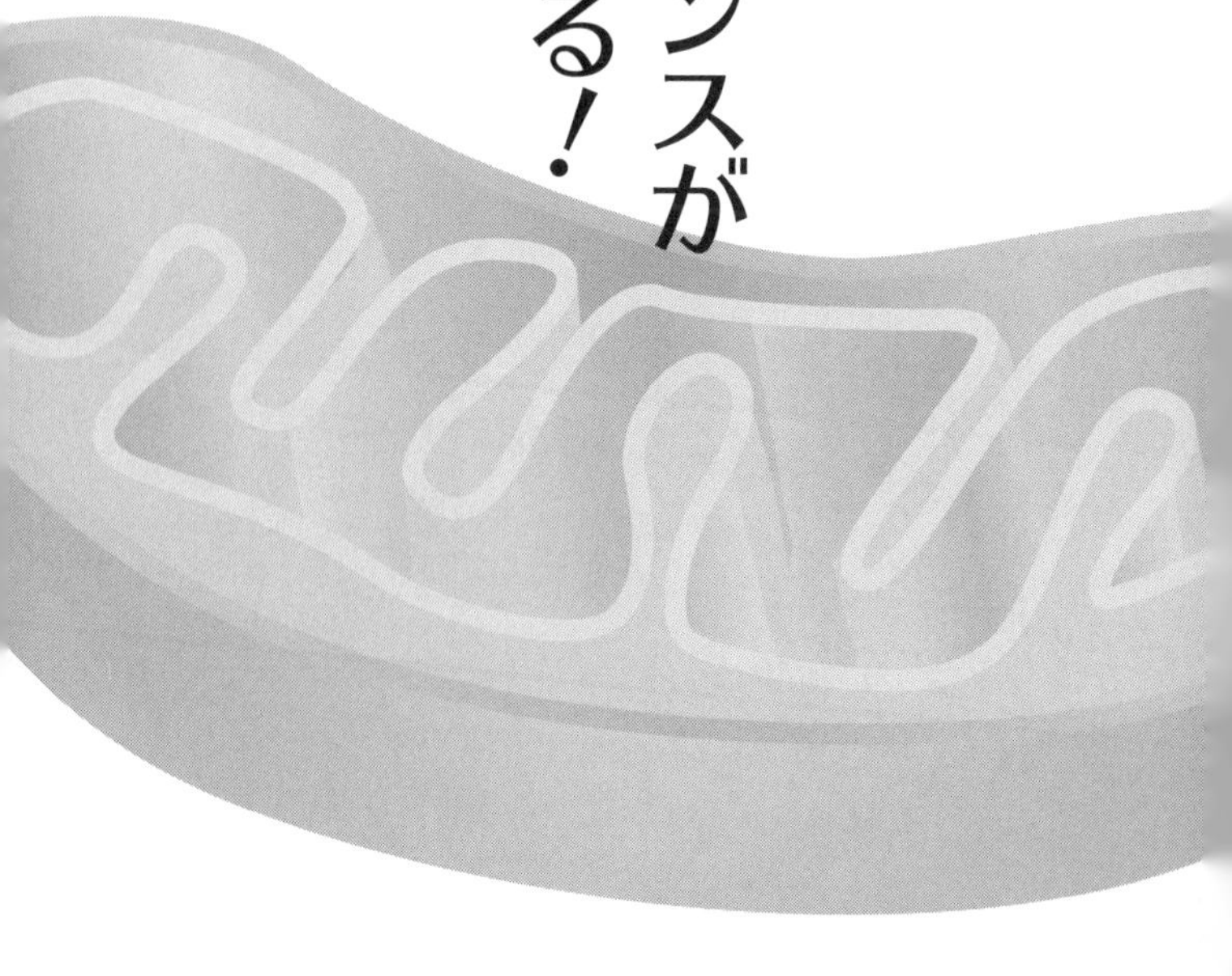

ホルモン力で身もこころも幸せになれる！

伊藤裕『なんでもホルモン――最強の体内物質が人生を変える』（朝日新聞出版　２０１５年）

いいリズム感を作るホルモン

いいリズム感を持つ、すなわち、自分に合った強いリズムを持ったうえで変化を捉える柔軟な感覚を備えておくことで、「老化負債」を返済できるとお話ししました。この体のリズムを作り出しているのが、わたしが専門としているホルモンです。

ホルモンはわれわれの体が作り、さまざまな臓器に働きかけてその制御をする化学物質です。１００種類程度あるホルモンの多くは、１日の中でリズムを持って分泌されています。ホルモンには、必ず、そのホルモンを抑える別のホルモンが用意されています。ベタ－ハーフが存在するのです。ある刺激によりAというホルモンが分泌され、その作用が高まると、ホルモンAの作用が高まりすぎないように、その作用が刺激となって、今度はホルモンAを抑制するホルモンBが分泌され、ホルモンAの作用を抑えるという仕組みがあります。

こうして、多くのホルモンは1日の中でリズムを持って分泌され、その結果、われわれの体は、波動のリズムを持ち、そして、ある一定の範囲におさまることができます。これは、**「ホメオスタシス」（生体恒常性）**といわれ、ブレない体が実現します。

この仕組みは、世界最古の哲学書である『易経』の中心原理にも通じます。すべてのものは互いに相反する陰と陽から成り立ち（その全体を「太極」といいます。韓国の国旗に示されています）、対抗しながらも、あるいは対抗しているからこそ、混ざり合おうとして大きな循環を起こし、新たな進化を生むと考えられています（166ページの図17）。このリズムを持ったホルモンのバランスが、われわれの体のリズムを保つうえで大きな役割を演じています。

たとえば、胃から分泌されるグレリンは空腹時に分泌され、早く食べ物を取りなさいと

図17　体内におけるホルモンの仕組み

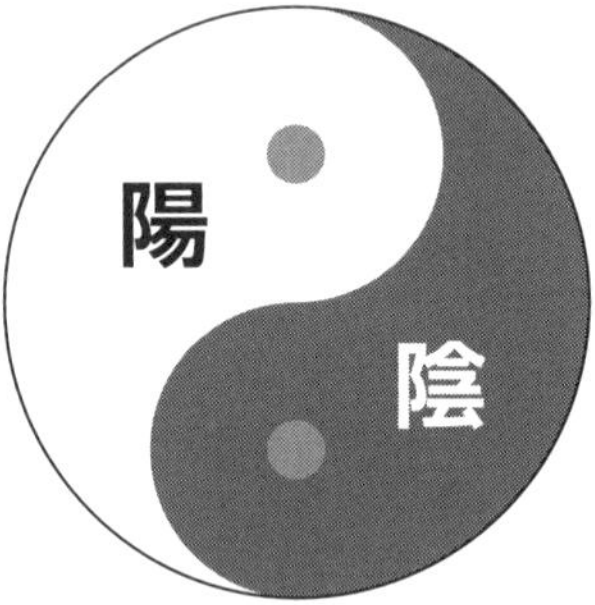

太極図

脳に命令するホルモンです（お腹がすいたときにグーとなるのは、グレリンの作用です）。しかし、食事をして胃の中に食べ物が入ってくると、そのことを腸が感知して今度は腸からGLP－1というホルモンが分泌されます。GLP－1はこれから血糖が上がるのを見越して、いち早く血糖を下げるインスリンの分泌を促すと同時に、脳に作用してこれ以上食べるなという命令を出します。このようなホルモンのバランスで、われわれの食べる量、そして血糖は一定に保たれます。

GLP－1は糖尿病の治療薬として開発されましたが、驚くべき体重減少作用があり、〝ダイエットホルモン〟として今世間から熱い視線を浴びています。

ホルモンオーケストラと生活リズム

わたしたちの体と心のリズムを奏でるために、100種類以上あるホルモンは、それぞれがリズムを持って、〝ホルモンオーケストラ〟を形成しています（168ページの図18）。ホルモンはそれぞれの役目に応じて1日の中でピークを迎え、お互いがお互いのリズムを生むようにバランスされています。

この**〝ホルモンオーケストラ〟**は、われわれの1日の生活リズムに大いに関係しています。朝方には、まずストレスホルモンであるアドレナリン、コルチゾールが分泌され、血圧や血糖を上げて、さあ、これから活動するぞ、つまり獲物を取りに行くぞという戦闘モードを作ります。アンジオテンシンは血圧を上げ、男性ホルモンは闘争力を高めます。やる気ホルモンのオレキシンやグレリンも朝に分泌されます。

昼間は活動して獲物を得、その後、夕方家路について、家族でその獲物を料理して食べる、その時にインスリンが分泌されます。インスリンは血糖を下げるホルモンですが、「倹約ホルモン」と呼ばれ、将来エネルギーをたくさん必要とするような緊急事態（感染

図18　ホルモン日内リズム

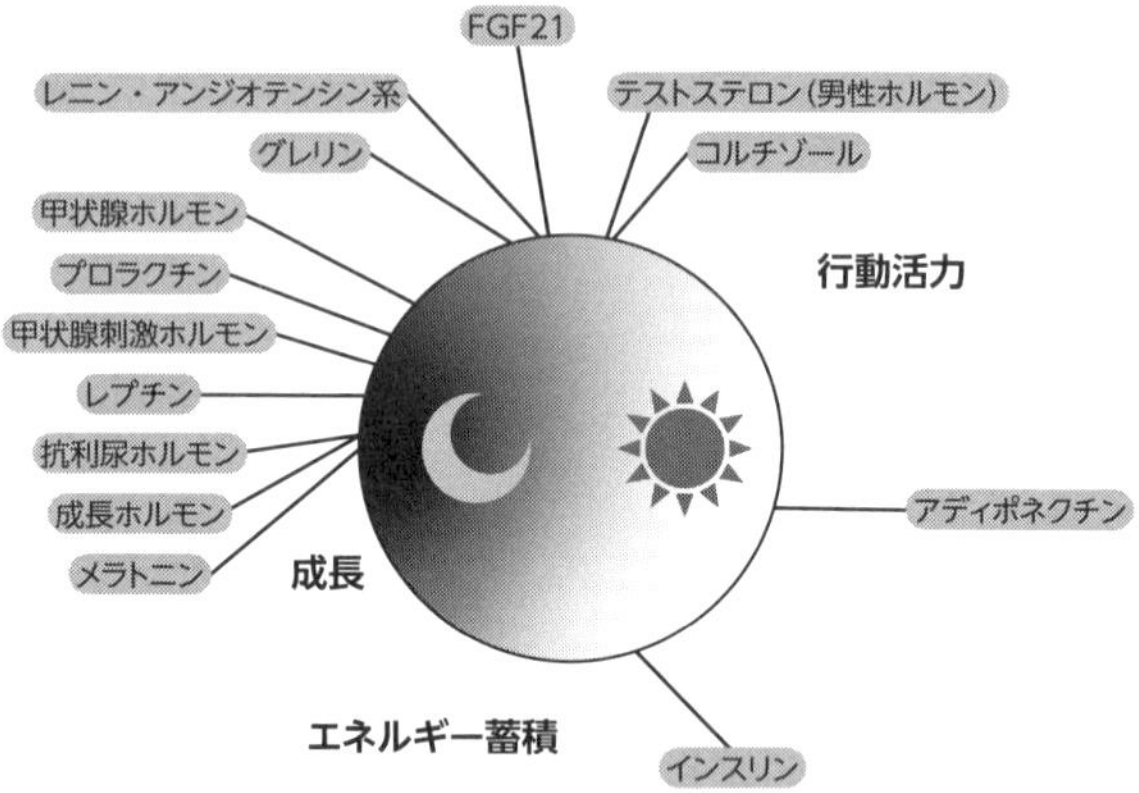

朝に分泌されるホルモンは獲物を取りに行く活力を与え、夕方のホルモンは捉えた獲物を食べてエネルギー源として蓄えるように働き、夜のホルモンは蓄えたエネルギーで成長を促す。

症など）に備えて、余分なカロリーを脂肪として溜め込んでおくという重要な作用があります。

その結果、脂肪細胞からアディポネクチンやＮＭＮが十分に分泌されるようになり、これらがミトコンドリアを強くします。そして、夜寝ている間には成長ホルモンや甲状腺ホルモンなどの力が強くなって、体に溜め込んだ栄養分を使って体の成長が促されます。

このホルモンオーケストラが１日のリズムを作り出します。逆に、１日のリズムを守ることで、さまざまなホルモンが適時に適量分泌されるようになり、より優秀なホルモンオーケストラとなります。ですから、**ホルモンオーケストラがいいリズムを奏でるには、昼に十分動き回り、夜十分に睡眠するメリハリのついた生活が大切になります。**運動、食、睡眠、そしてその規則性は、ホルモンバランスを保ち、老化負債が返済されていきます。

時計遺伝子と体内時計

もともとわれわれの体には、固有のリズムが備わっています。すべての生物はほぼ24時間周期の「体内時計」を持ってリズムを刻んでいます。この体内時計は、陽と陰が対になった**「時計遺伝子」**と呼ばれる遺伝子群によって作られています。リズム発生の原理は、ホルモンと同じで、昼に優勢になる時計遺伝子と夜に優勢になる時計遺伝子が、お互いを牽制し合うことでリズムができています。

このリズムは、「老化負債」の原因である「遺伝子の傷」が関係して生まれました。植物は光合成をすることで光のエネルギーを自らのエネルギー源としています。それはミトコンドリアの親戚である葉緑素で行われています。昼間には光合成を行ってエネルギーを作るために光を浴びる必要があります。しかし同時に、紫外線を浴びることによって遺伝子が傷つきます。葉緑素の祖先の生物は、その傷を昼間にブドウ糖を分解することで一生懸命修復しようとしました。そうして修復のための遺伝子が活発に働くようになりました。夜の間は傷を修復するためのエネルギーを溜め込もうとする遺伝子が活発になり、ブドウ糖をグリコーゲンとして貯蔵するようになりました。**植物の細胞に存在する葉緑素で生まれた体内時計のパターンが、動物、われわれ人間にまで残っているのです。**

夜にはBMAL1という時計遺伝子が優勢になりますが、その作用はエネルギーを溜め込もうとすることです。ですから、夜に寝ないでたくさん食べてしまうと大いに太ってしまうのです。面白いことに、BMAL1遺伝子を欠損させたマウスは、脂肪がつかず痩せてしまいます。そして重要なことは、早老症が起こり早死にします。生後4~7カ月で体重減少、臓器や皮膚の萎縮、体毛の減少、白内障をきたします。このことは、老化現象にリズムの乱れが関わっていることを明確に示しています。

さらに、このマウスでは、脂肪分が多い高カロリーの食事を食べさせると、メタボリックシンドロームになります。皮下脂肪がうまく増えないので、仕方なく内臓脂肪が蓄積し、脂肪肝になります。**体内時計が正確に動く「リズム」がないと、「老化負債」は溜まり「負債病」が起こります。**

時計遺伝子はホルモンによってコントロールされています。**〝若返り物質〟として注目されているNMNは、時計遺伝子をコントロールしてエピゲノム変化を是正し、ミトコンドリアを活性化します。**

夜のホルモン、メラトニンは体内時計を調整する働きがあります。昼間に十分な光を浴びてメラトニンの分泌が抑制され、夜、真っ暗になってメラトニンが十分分泌されることが、われわれの持っている「時計」が正しく進むうえで大切です。メラトニンの分泌は10歳頃から思春期にかけてピークを迎え、30代では3分の1、50代では6分の1に減少します。

睡眠不足は、睡眠時間が短くなることと夜スマホを見る機会が増えブルーライトへの暴露が長くなることによって、メラトニンの分泌を減少させます。逆に、年を取ると目のレンズが白濁する白内障が進み、その結果、20代の方に比べ、50代では網膜に届くブルーライトの量は30％まで低下します。白内障の方では、昼間に十分メラトニンが抑制されることが妨げられます。こうして**メラトニンの分泌のリズムが障害されると、老化負債が増えて、エピゲノム変化が起こりやすくなり、がんの発生も増えます。**飛行機のキャビンアテンダントやシフトワーカーでは、乳がん、大腸がん、前立腺がん、子宮がんの発生が高くなることが知られています。またメラトニンの投与で、がんの発生が抑制されたという報告もあります。**メラトニンの低下は、代謝の乱れを生じさせ、〝メタボ〟も引き起こします。**これは〝光メタボ〟と呼ばれています。

このように、生活リズムの乱れは、ホルモンオーケストラの不調、体内時計の狂いをきたし、「老化負債」を大きくしていきます。それでは、ホルモンオーケストラがうまくリズムを奏でるにはどうすればいいのでしょうか。

「いい寝覚め」とホルモン90分ルール

ホルモンオーケストラがいいリズムを奏でるには、一言で言うと、**「いい寝覚め！」を感じられる生活を目指す**ことです。この感慨は、日内リズムがうまく保てていることで初めて体感できる感覚です。

睡眠は、ノンレム睡眠、レム睡眠で構成されますが、1セット90分だとお話ししました。実はリズムを持つホルモンも、90分が一つのリズム単位であるものが多いです。ストレスホルモンのコルチゾールやアドレナリン、ノルアドレナリン、あるいはレニン（血圧を上昇させるホルモンであるアンジオテンシンを作る酵素で、アドレナリンやノルアドレナリンによって分泌が促される）なども、その分泌に90分間の周期が認められます。

ですから、集中力が必要な知的作業は90分間が限界だと考えられます。その後は短い休息を取ることが能率を上げるコツです。大学の授業は90分が1単位となっているのはそのためだと思います。しかし、実際に講義をするわたしにとっては90分は長すぎて、正直疲れてしまいます。これも老化のせいかと思いましたが、講義を聴いている学生諸君も、ＹｏｕＴｕｂｅを見慣れ、録画ビデオを早送りして視聴する習慣が身についているためか、90分は苦痛の様子です。義務教育での授業単位、小学校の45分、中学校の50分、つまり90分の半分ぐらいが適正だとわたしも学生も体感しています。

夜間の排尿も90分ごとになることがあります。これも睡眠の深度とともに尿の排泄を抑える作用のある、抗利尿ホルモン（バソプレッシン）の分泌リズムが変動することにより起こる現象です。バソプレッシンは全身のリズムをつかさどっている脳の体内時計の振動の調節にも関わっています。わたしたちは実際、排尿の回数や時間を自分の体のリズムを知る一つの目安としていることが多いと思います。

日々の生活でもホルモンの「90分ルール」を意識すれば、ストレスを感じることなく生

活の効率を上げられ、リズムのいい生活が生まれ、「いい寝覚め」をもたらしてくれると思います。

返済を助けるホルモン三銃士

遺伝子のエピゲノム変化を抑制し、ミトコンドリアを元気にする老化負債返済の心強い味方になってくれるホルモン三銃士を紹介します。

【1】「食」とグレリン

グレリンは、食に関わる胃から分泌されるホルモンです。グレリンは、1999年、国立循環器病センターの児島将康《こじままさやす》・寒川賢治《かんがわけんじ》によって発見されました。わたしたちが空腹になった時に、胃がその状態を感じ取ってたくさんグレリンを分泌します。分泌されたグレリンは、胃の周りにある、脳へ直通する神経に働きかけて「早く食べろ」と脳に命令します。また、われわれの成長と成人の体の維持に大切な「成長ホルモン」の分泌を増やせと命令します。つまり、グレリンは**お腹が減ると分泌されて、しっかり食べて丈夫な体を作**

り、そして生きるためのエネルギーをたくさん作り出すことを促します。

わたしたちが年老いたマウスにグレリンを投与したところ、筋肉のミトコンドリアの機能が回復して、持久力の低下が防げました[28]。また、腎臓が弱ったマウスにグレリンを与えたところ、減少した腎臓のミトコンドリアの数が増えて、タンパク尿が減って腎機能が回復することを見つけ出しました[29]。実際にグレリンは人間に投与すると、いろいろな病気に効果を示すことが報告されています。がんで痩せてしまった人、心不全、呼吸不全、糖尿病性神経障害などを回復させることが示されました。

グレリンの分泌を高めるには、「お腹がすいた」と思える時間を持つことです。**老化負債返済のためには、空腹の時間を少なくとも12時間、できれば14時間確保することが勧められます。**1日2食であれば、比較的空腹の時間を取りやすく、3食食べる場合でも、朝7時と昼12時頃、そして夕17時頃に食事をして、その後は水分以外口にしないということでなんとか確保できるのではないでしょうか。

【2】「運動」とナトリウム利尿ペプチド

ナトリウム利尿ペプチドは、1984年、宮崎医科大学（現在宮崎大学医学部）の松尾《まつお》壽《ひさ》之《ゆき》・寒川賢治によって発見された**心臓から分泌されるホルモンで、血管を広げ、腎臓に働いて、余計な水分や塩分を排泄することで血圧を下げます**。ナトリウム利尿ペプチドは、全身から心臓に還ってくる血液の量が多くなったり、心拍数が増加するとその分泌が増えます。お風呂に入った後、排尿したくなります。これは、体を湯船に浸しておくと水圧が足にかかり、足に溜まった血液がたくさん心臓に還ってくることで、ナトリウム利尿ペプチドが分泌されるようになるからです。

わたしたちがナトリウム利尿ペプチドの作用が増強された遺伝子改変マウスを作ってみると、脂肪組織や筋肉などのミトコンドリアの数が増え、脂肪が燃焼しやすくなり太りにくく、そして、持久力が維持されました[30]。

ナトリウム利尿ペプチドは、血圧を上げる作用のあるアンジオテンシンの作用を抑制します。わたしたちは、アンジオテンシンによって作られたエピゲノム変化、老化負債がナトリウム利尿ペプチドの投与で、消去されることを明らかにしました。

ナトリウム利尿ペプチドは、適度な運動で分泌が増えます。**ウォーキングなどの運動は1日20~30分ほど、隣の人と話ができるぐらいのきつさで毎日続けるのがいいといわれています。1日のうち一度にまとめて歩く必要はなく、分割して運動しても大丈夫です**。歩くことが推奨されていますが、両足が一瞬でも地面から離れるような運動、ジョギングはさらにいい動きになります。少し脈拍が上がる程度の運動を目指してください。

また、毎日運動できない人は、週末に、ややきつめの運動をする、たとえば週末に登山やハイキングで5〜6時間歩くとか、週2回スイミングに行くことなどでもミトコンドリアは強化されます。

【3】「ふれあい」とオキシトシン

ここ最近「オキシトシン」というホルモンが、「愛情ホルモン」として注目を浴びています。オキシトシンは、脳の中で視床下部の「室傍核」といわれる神経で作られますが、「下垂体」といわれる場所に運ばれて血液に溶けて全身に回っていきます。

わたしが医学部学生の頃は、オキシトシンは分娩時に子宮を収縮させ、乳腺を刺激して乳汁分泌を促すと習いました。しかし、オキシトシンは男性でもありますし、妊娠分娩以外の時にも、生涯にわたって分泌されています。最近の研究から、オキシトシンは子宮に作用するだけでなく、脳にも働くということがわかってきました。

女性の場合、妊娠分娩を通じて大量のオキシトシンが分泌されます。その結果、オキシトシンが、自分が産んだ子どもを何物にも代えがたく「愛おしい」と感じるように仕向けます。さらに、子どもに対してだけでなく、性別にかかわらず自分が見つけた「パートナー」を愛おしく思う気持ちを与えます。

オキシトシンは、性交渉、さらに愛撫や抱擁などの皮膚への接触でその分泌が増えることが知られており、「抱擁ホルモン」とも呼ばれています。そうした行動の際に、オキシトシンは、ペア・ボンド（pair bond）の気持ちを高めます。pairとは、夫婦、そしてbondは、いわゆる「キズナ（一体感）」です。こうして、パートナーとの一体感を強く持てるようになると、自分たちの子どもを協力して育てようという気持ちが、夫婦2人の間で高まります。

最近、オキシトシンを点鼻で投与することが試され、投与された男性は自分のパートナーの女性に対して、さらに愛おしいと思う気持ちが高まったといいます。しかし、全く知らない女性には興味をそそられるということはなかったと報告されています。ですから、オキシトシンは、「浮気防止ホルモン」とも呼ばれます。

仲のよい夫婦が社交ダンスをする光景は、わたしにはなじみがあります。これは、仲がいいから社交ダンスをするのではなく、社交ダンスをするから仲がよくなるのかもしれません。

オキシトシンは、2人の〝つながり〟のためのホルモンですが、ペットとのふれあいでもその分泌を高めることができます。実際、イヌを撫でていると血中のオキシトシン濃度が高まるという研究もあります。またイヌを飼っている人は心血管病になりにくく、なったとしても重症化しにくいという調査結果もあります。うつ病や自閉スペクトラム症に対してアニマルセラピーが実施されています。

パートナーのいない人は決して引きこもりがちにならず、地域のコミュニティーに出ていってボランティア活動に参加して介護に協力するなど、人との関わり合いを求めるようにしてほしいです。またペットを飼うことも一案です。パートナーがいる人は、再度その人のよさに目を向けるようにしてほしいです。

このようなホルモンの性質や作用を理解することで、自身のリズムを把握し、リズム感も磨いていけるはずです。

第七章

今日からできる賢い投資のススメ

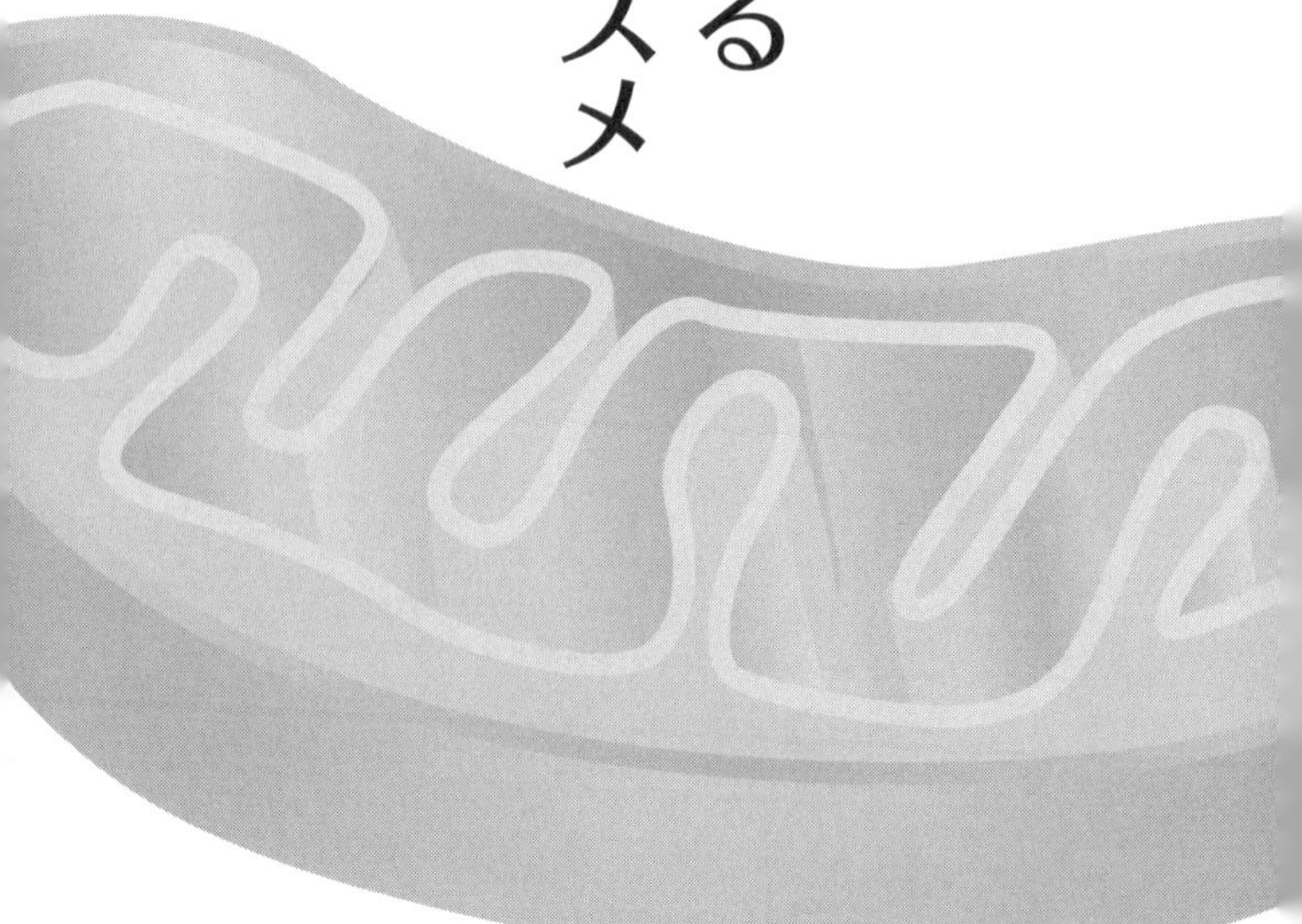

願う未来に何度でもずっと
喰らいつく
この間違いだらけの世界の中
君には笑ってほしいから
もう誰も傷付けない
強く強くなりたいんだよ
僕が僕でいられるように

YOASOBI『怪物』2021年

老化負債を帳消しに!? 話題の「セノリシス」若返り法

わたしは日本抗加齢医学会の理事も長年務めていますが、今アンチエイジングの世界では「若返り」が本気で議論され始めています。これまでは、スローエイジング、サクセスフルエイジングなど、老化のスピードをいかに遅くするか、充実した老後をいかに過ごすかといったことが語られてきました。

しかし、2020年、デビッド・A・シンクレアらが『LIFESPAN（ライフスパン）――老いなき世界』（梶山あゆみ訳　東洋経済新報社）で、老化は自然の理ではなく病気だ、病気である以上治すことができるというゲームチェンジャー的な考えを唱え、一気に「若返り」熱が高まっています。彼とは食事をしたことがありますが、頭が切れかつ大胆な行動力を持つ彼ならではの考えであると思います。彼の発言は、もちろん新しい老化についての科学的事実を踏まえています。

老化した細胞では、ミトコンドリア機能が徐々に衰えていきます。しかし、老化細胞は、なんとか自分自身を長持ちさせて、少しでも長く働こうとする性格を持つようになります。また、炎症を引き起こす物質を分泌し、周囲のがんになりそうな細胞を攻撃しようとします。これは、**SASP（Senescence-Associated Secretory Phenotype：細胞老化関連分泌形質）**と呼ばれます。先に「老化はがんを防ぐためかもしれない」とお話ししましたが、こうして分泌された炎症物質は、がん細胞の除去がその本来の目的です。しかし、同時に、炎症を起こして最終的には線維化という臓器障害、老化促進のマイナスの効果も生じさせてしまいます。

そこで、この〝死ににくい〟老化した細胞自体を取り除けば老化は進まない、さらに、老化細胞がなくなったことが刺激になって、新しい生きのいい細胞が成長して置き換わってくれるのではないかという考えが出てきました。会社組織でもいつまでも高齢の大御所執行部が居座っているとその組織がどんどん衰退するけれども、リーダー格が退陣すると若い力が台頭して、組織が再生するのと同じ原理です。

2011年に、マウスの老化細胞を遺伝子操作の技術で除去する試みがなされ、いろいろな負債病が改善しました[31]。動物実験で、かつ極めて人工的な環境ですが、若返りが可能であることが示されたのです。この技法は、**「セノリシス」**と呼ばれています。「セノ」は老化、「リシス」は消去という意味で、「老化細胞除去術」という名称です。現在では、さまざまなセノリシスを誘導する薬剤（セノリティクス）が開発されています。老化細胞ではアポトーシスという細胞の死に至る経路が抑制されていますが、それを解除して老化細胞を死滅に追い込むための薬剤、老化細胞のミトコンドリア機能を保つ経路をブロックする薬剤（ポリフェノールであるケルセチンなど）、また、細胞は老化すると酸性に傾いて死に至るのですが、それを防いでいる経路を抑制する薬剤などが開発されました[32]。

　がん細胞は、その細胞表面に特殊なタンパク質（PD－L1）を持っていて、これがリンパ球の受け手のタンパク質（PD－1）に結合すると、その攻撃を止めることができます。こうして、がん細胞は、われわれの免疫防御反応を回避して増殖し続けます。このPD－1に対する抗体を投与することで、リンパ球攻撃の抑制が解かれて、がん細胞を死滅させる治療法が開発されました。「免疫チェックポイント阻害療法」と呼ばれるこの治療法は、多くのがんで効果の有効性が示され、がん患者に希望を与えています。この分子を発見した京都大学の本庶《ほんじょ》佑《たすく》特別教授は、2018年のノーベル生理学・医学賞に輝きました。最近、これと同じ仕組みを使って老化細胞も生き延びようとしていることがわかり、がん治療に用いる免疫チェックポイント阻害薬が、老化細胞を除去し、若返りに利用できるかもしれないという報告もなされています[33]。

　さらには、老化細胞にだけ認められる老化細胞特異的抗原を見出してそのワクチンを開発し投与する、老化免疫ワクチン療法も考えられています[34]。こうしたセノリティクスの臨床応用が多数始まっていて、現在、アルツハイマー病、フレイル、糖尿病や慢性腎臓病

（ＣＫＤ）、新型コロナウイルス感染症などの疾患患者を対象に16以上の臨床試験が実施されています。しかし、必ずしもいい成績は得られていないようです。

臨床試験の行き詰まりの原因は、それぞれの薬剤がどれほど効果的に老化細胞を除去できるのかの問題だけではなく、わたしは、**老化細胞除去の後、それに代わる若い新しい細胞を生み出せる力がその人にどれだけ残されているか、つまり、それぞれの人の老化の程度が異なっているからだと思います。個々人の〝老化負債の返済能力〟が問われるのです。**

残念ながら、現時点では、老化負債の一括返済、「セノリシス」は、お勧めできません。

そこで、〝正当〟な老化負債返済の方法をお話ししたいと思います。

ズバリ、賢い投資デショ！

なるべく「老化負債」を抱えないようにすることが、いわゆる「予防医療」の考え方です。新札1000円の顔になった、慶應義塾大学初代医学部長、北里柴三郎《きたさとしばさぶろう》は、医学生時代に「医者の使命は病気を予防することにある」と確信し、予防医学を生涯の仕事とする決意をしました。そしてワクチン療法というノーベル賞級の発明をしました。

予防医療は、一般的に体に悪いとされていることはなるべく避けるという生活姿勢です。いわば預貯金をコツコツ増やすやり方で、もちろんこの態度は正しく、わたしたちの健康を守る一丁目一番地です。確かに、1000円札はわれわれの生活の基本です。

しかし、これまで書いてきたように、「老化負債」は生きていく以上避けることができません。**負債があるのは当たり前、とまず心得るべきです。そして、その返済については、贅沢を避け始末して貯蓄していく姿勢とは別次元で考えるべきだとわたしは思います。**

負債を恐れて、いくら箪笥預金をしていても、少しも生活はよくならないのが常です。

残念ながら2024年に食道がんで亡くなられた、わたしと同世代の経済評論家、山崎《やまざき》元《はじめ》は、『経済評論家の父から息子への手紙――お金と人生と幸せについて』(Gakken 2024年)において、「昭和生まれの働き方」は〝わりが悪い〟と述べています。昭和世代の従来型の労働モデル、すなわち、リスクを取らずにひたすら安定を求め、会社に使われ、他の社員と同じようにふるまい、代替可能な労働力の一つとして働くやり方では、お金は一向に貯まらないとしています。

山崎は、「必要なマインドセットは、

（1）常に適度な『リスクをとること』
（2）他人と異なることを恐れずにむしろそのために『工夫をすること』

と述べています。

そして、新しい時代の稼ぎ方として、「株式」にうまく関わることが大切だとしています。自分自身の働き方を考える時、自分での起業、ベンチャーへの参加、ストックオプションをくれる会社への転職なども視野に入れる、自分の余剰資金については、インデックスファンドなどに長期投資するなどの資産運用を挙げています。いずれにしても、致命的ではない程度のリスクは背負い、そのリスク対価を受けるという稼ぎ方を息子さんに勧めています。

社会保険労務士の岩城《いわき》みずほも、『100歳まで生きる』マネープラン・資産形成のポイント」（「マネクリ　マネックス人生100年デザイン」https://media.monex.co.jp/articles/amp/20508　2022年10月13日公開）という記事において、資産寿命を延ばす三つのポイントとして、

（1）なるべく長く働いて老齢厚生年金額を増やす
（2）年金の繰下げをして終身で受け取れる年金額を増やす
（2022年に、老齢年金の繰下げの年齢は、上限が70歳から75歳に引き上げられ、個人型確定拠出年金（iDeCo《イデコ》）は65歳未満まで加入できるようになった）
（3）合理的な資産運用を続ける

としています。（1）と（2）は、とにかく長く働くことで、報酬に加え受け取る年金額を多くするという、ある意味、箪笥預金的な発想です。しかし、やはり（3）で、資産の運用の意義を挙げています。

リスクの負担に見合うだけのリターン（リスクプレミアム）を受け取る行為が「投資」です。わたしは、**老化負債返済は、賢い「投資」が、その極意**だと考えます。それでは、老化負債返済における賢い投資とはどういうことでしょうか。

加齢とともに、遺伝子の損傷が進み、その修復に伴ってエピゲノム変化（これが、老化負債）が積み重なり、その結果ミトコンドリアの力が弱まることで、「負債病」が起こり、老化もどんどん進みます（136～137ページの図13）。第四章で、ミトコンドリアは、生きるためのエネルギー、まさに生きるためのお金を作り出しているとお話ししました。ミトコンドリアの力が弱まると、生きるためのお金が潰えていきます。

「老化負債」の「返済能力」はエピゲノム変化を是正し、エピゲノム年齢を若返らせる力であり、ミトコンドリアの力に依存します。返済能力がどんどん落ちていき、老化負債が嵩んでいき、ついには返済不能となり、生きるためのお金が潰えてしまう（破産）と、われわれは死を迎えます。

「投資」は、まだまだ資金力が残されている間に、すなわちミトコンドリアが疲弊しきらないうちに、お金（生きるためのエネルギー）を使ってミトコンドリアを鍛えて、その力を強くしようとする行為だとわたしは考えます。お金は出し惜しみせず、使うべき時――たとえば、スタンフォード大学の研究で示された44歳と60歳という老化の二つの節目の時期――は、思い切って「投資」しましょう。そして、自分の体力に応じて人生にわたって、この姿勢を続けることで、やがては負債とリスクプレミアムがバランスして、負債は繰り上げ返済され、ゼロ負債が続き、「常若《とこわか》」が実現すると思います。

武蔵野に散歩する人は、道に迷うことを苦にしてはならない。どの路でも足の向くほうへゆけばかならずそこに見るべく、聞くべく、感ずべき獲物がある。

国木田独歩『武蔵野』(『日本文学全集12　国木田独歩　石川啄木集』集英社)

しかし、現実には、年年歳歳「老化負債」の金額はどうしても増えていきます。この変化に応じて、どのように具体的に老化負債の返済計画を立てて、実施していけばいいのかを次にお教えしたいと思います。

返済三原則

山崎は、失敗しない投資の三原則として、「お金の運用は、『長期(投資)』『分散(投資)』『低コスト(=安い手数料)』の三つを守ることでうまくいく」としています。これは老化負債の返済にも当てはまります。

自分の体への「投資」は、死ぬまで続けないと意味がありません。また死ぬまで続けることが可能です。

一つのやり方だけでは不十分です。続けられる形で、いろいろなことに挑戦してください。とはいえコストがかかりすぎることは、それこそ長続きません。**お手頃であることも重要です。**

いい投資、賢い返済は、年齢によってその方法が異なります。本来は「暦年齢」ではなく「遺伝子年齢（エピゲノム年齢）」によって、投資の重点を徐々に変更してうまく返済していくのがいいと思います。なお、本書を執筆している2024年12月現在、一部の医療機関では、エピゲノム年齢（生物学的年齢）を測定する検査を受けることが可能です。方法は少量の血液採取で、料金は医療機関によって異なりますが、11万円ほどが多いようです。

キーワードは「労」！

生涯を通じての、老化負債返済のキーワードは、「労」です。

ろう【労〔勞〕】

〔音〕ロウ（ラウ）（呉）（漢）〔訓〕つかれる　いたわる　ねぎらう

1　精を尽くして働く。骨折り。「労作・労賃・労働・労務・労力／勤労・功労・就労・徒労・不労・報労」

2　精が尽きて疲れる。「労苦／過労・苦労・心労・辛労・足労・煩労・疲労」

3　ねぎらう。「慰労」

（『デジタル大辞泉』小学館）

旧漢字に、火がダブルで配されているように、激しく渾身の力を込めて「よく働く」。そして、それが高じてしまうと、精根尽きて疲れてしまう。だから、その労苦に対しては「ねぎらい」を持つ。この文字は人生の時間経過で順に起こる出来事を、たった1字で示しています。

わたしは、この文字に、上手なストレス活用と老化負債返済の極意を見出しました。スタンフォード大学の一つ目の節目あたりの年齢（44歳頃）では、「労」の1番目の意味の「ろうする」を実践する、二つ目のピークあたりの年齢（60歳頃）では、3番目の意味の「いたわる」を主にして、体のケアをすることが、ミトコンドリアを若返らせ、そして元気を維持することにつながると思います（本書巻頭口絵参照）。

若い時の「労」――チャレンジ精神

若い時には体を「労《ロウ》」することが大切です。チャレンジ精神を持って、ちょっと自分には無理と思えるようなことに挑戦する。わたし体が弱いから……とか、想定外の事態に備えてエネルギーを温存しておかないといけない……と言って、体を甘やかさないほうがいいのです。それは、態のいい、楽をしたい自分への言い訳です。「限界への挑戦」「ちょっときついこと」を目指してほしいです。

若い時はミトコンドリアが強く、返済能力（DNA損傷を修復しエピゲノム変化を是正する力）が高いので、「労《ロウ》」が可能です。元の状態に戻る力が十分に備わっているし、また返済期間も長いので、思い切った「投資」をしてください。そうすれば、病気をはねのけ

る、病気になりにくい体を作ることができます。

1番目の老化の節目の年齢より前に実践し始めることで、1番目、さらには2番目の節目も低くすることができるようになると思います。

流行《はや》りの新NISAは若いうちからしっかり始めて、短期的な売買での損益を目指すのではなく定期的に長期にわたって運用するほうが、利子がほとんどない銀行にお金（自分の心身能力、生きるエネルギー）を寝かせておくより、はるかにお得に老後生活の資金を確保でき、不安をなくすことができるとされているのと同じです（もちろん、言うまでもないことなのですが、わたしが新NISAをお勧めしているわけではありません。お金の投資についての判断はご自身の責任で慎重に行ってください）。

この本の冒頭のアインシュタインの言葉をもう一度読んでください。

失敗を恐れずにトライアンドエラーの精神を持って、仕事であればその業種・内容・やり方について常に「これでいいのか」と自問して、リスクを取らず安定ばかりを求める態度は捨てて、自分のしたいことをやってみてほしいと思います。

プライベートでも新しい活動をどんどん試してほしいです。

たとえば、

①ちょっときつい、さらには、もう無理！と感じるような負荷の高い運動を続けてみる
すると、ランナーズハイのような気持ちが湧き起こって、これまでとは違った喜びを感じることができるようになるかもしれません。そうすれば体を健康にするために運動するというより、むしろ、運動するために体に気をつけようという考えに変わることすらあると思います。

②なるべく仕事は立ってするようにする。椅子に座らない時間を長くする
立位を続けることで、筋肉トレーニングになり、メタボになりにくいことが知られています。毎日のこうした小さな積み重ねで、確実に体は変わっていきます。

③腹八分目、それが無理なら、プチ断食に挑戦してみる
若い間は腹八分目では満足感が得られずに、続かないことが多いと思います。それなら、3日間ほどの断食、それも難しいようであれば、週末断食もお勧めです。腹八分目は、長寿遺伝子のサーチュインが活性化されて、エピゲノム変化の是正、ミトコン

ドリアの力の回復が起こりますが、断食はそれとは異なったメカニズムで、よいエピゲノムの変化が生じ脂肪が燃えやすい体になることをわたしたちは動物実験で明らかにしました。(35) 確かに、若い時から断食をしているわたしの知人は、高齢になっても肌つやが極めていいです。

④タンパク質をしっかりと取る
若い時には意識してタンパク質を十分に取り、筋肉をしっかりとつけておくことが、将来サルコペニアをきたさないために重要です。いわば「筋肉貯金」です。最近の研究から、タンパク質をしっかりと取れば食欲が抑制され、糖分、脂肪分を余計に取ることがなくなることが明らかにされています。

⑤おいしいものを探して、いろいろな未知のものを食べることに挑戦する
失敗してもあれこれ試しているうち、これはイケる、スゴいと思える食に出会えて、新しい味わいの発見の楽しさや喜びを知ることができるようになります。

⑥興味があるけれども、気おくれしてしまっているサークル活動や習い事などに思い切って参加して、いい仲間を作ることに挑戦してみる
たとえ、そのサークルにあまり付き合いたくないと思う人がいても、活動を通じて親しくなれれば、人付き合いに自信を持つことができて、付き合う人の数が増えることもあるかもしれません。


などなどです。実際に何をするかは人それぞれ異なるでしょうが、**〝自分に合う〟と思えることがいい**でしょう。〝自分に合う〟というのは、自然に続けたいと思えるようになる、他のことを後回しにしても優先的にしたいと思える、ことです。

逆に、〝暇つぶし〟やくだらないと思うことに時間を使うのはなるべく避けたいところです。興味を持てたことを、とにかくやってみる気持ちを大切にしてほしいです。たとえそれが三日坊主になったとしても気にすることはありません。まずは恐れずにやってみることが大切です。後々にそのことが何かの役に立ち、肥やしになります。

ミトコンドリアも少し負荷を強くする（**低酸素、カロリー制限**）**ほうが、より強くなります**。腹八分目、そして運動することはまさに、ミトコンドリアにとって適度なストレスに

なります。何の驚きもない、のんべんだらりとしたルーティン生活は、かえってミトコンドリアを怠けさせ、劣化させてしまいます。

いい生活習慣を獲得するためには、いいアドバイザー、いわば**〝健康のファイナンシャルプランナー〟を見つけることが大切です。**その人の言うことには耳を傾け、素直に試してみようと思えるパートナーが望ましいです。今では、食、運動、睡眠などいろいろな領域で優れたいいアプリ、デバイスが開発され、生成AI技術も進んでいるので、自分のアドバイザーは必ずしも人である必要はありません。案外、簡単に見つかる時代です。

こうしたチャレンジは、その成果が重要ではなく、その過程そのものがいいストレスとなって、老化負債返済能力を高めてくれます。

心身を奮い立たせようとする時、朝のホルモンたちが目覚めます。ドーパミン、アドレナリン、ノルアドレナリン、コルチゾール、男性ホルモン、アンジオテンシンなどです。血管を収縮させて血圧、血糖を上げて、体の隅々にまで栄養素、酸素を送り出します。そして挑戦する気力を与えます。こうしたチャレンジ精神を生み出すホルモンをうまく味方につけてください。

まさに、「投資」の専門家、短期間で売買を繰り返す証券投資家、トレーダーとして成功している人は、血液中の男性ホルモン濃度が高いという報告があります。瞬時に状況を正確に判断して、きっぱりと決断する姿勢、投機性を求める勝負師スピリットは、男性ホルモンによる〝ギャンブル脳〟が生み出します。

テストステロンの低下は男性更年期を起こすことをお話ししました（75ページ参照）。テストステロンは、やみくもに戦闘的になって、戦う相手を求めて奮い立つ時に分泌が増加するのではありません。自分のパフォーマンスが認められた時に増えます。自分の得意とする分野は何かを考え、「自分の居場所」を見つけることが大切です。**自分に合ったこと、自分がしたいと思えることに挑戦するとテストステロンは増加し、挑戦する気持ちがさらに高まります。**テストステロンは老化を抑制し長寿につながるホルモンとして知られています。

「ホルミシス効果」という現象が知られています。これは、温泉で熱い湯に入ろうとする時、最初は、とても無理！と思えてもそれに耐えて体を浸すと慣れてきて、気持ちよく思えてくるという現象です。「ホルミシス」の名は「ホルモン」と同じ語源で、ギリシャ語の「ホルメイン（刺激する）」に由来しています。「老化負債」の遺伝子の傷とも関係していて、1980年「放射線ホルミシス」の概念が提唱されています。放射線は遺伝子を傷つける有害な刺激といいますが、ごく微量の放射線はむしろ遺伝子損傷の修復力を上げるのではないか、という考えです。低線量の放射線であれば、ホルモンの分泌促進や免疫機能の向上効果も期待されるという研究結果もあります。

運動の世界でも、「超回復」「スーパーリカバリー」ということが知られています。老化負債返済の三種の神器のところでお話ししましたように、きつい運動をすると、いったん筋肉が壊れてそれが再生する時に前より筋肉肥大が起こり、筋力が増強する、といわれています。この現象は賛否両論ですが、少なくとも筋肉で消耗したグリコーゲンが強い運動をする前より多く蓄積することは確からしいです。自分にとってちょっと無理、ストレスを感じることに挑戦して、ホルミシス効果を狙ってください。

このように、若い時にはトコトンやる「労」が望まれます。この挑戦する姿勢が「老化負債」の返済につながります。

Do the マッスル　愛のマッスル
炎のように燃えている

Do the マッスル　今日もハッスル
俺がやらなきゃ誰がやる
鍛え抜かれた　この肉体美《カラダ》
イタイ思いは　したくないけど
優しいだけじゃ　ダメなのよ
見てほらネェ～ちゃん　弾けるエネルギー

ザ・パーマネンツ『愛のマッスル』（『キン肉マンII世』エンディング）2002年

老いた時の「労」――ワクワク感

老いてくると体をうまく「労《イタ》」わることが大切になります。高齢者では返済能力が低下して、返済期間も短いので、その場その場で「老化負債」を返却することを心がけるべきです。一番大切なのは、老化負債返済の基本に立ち返ることです。すなわち、なるべくりズムを保つ生活、リズムを変えない生活を心がけることだと思います。そうすれば、ミトコンドリアは生きるためのお金、ＡＴＰを生み出し続けますし、また活性酸素の発生が低く抑えられ、遺伝子を傷つけることも少なくなります。

実際は、年を重ねるにつれてリズムは変わっていきます。波動の振幅は小さくなり、また周波数は低下していきます。しかし、リズムを変えないでおこうとする努力があって初めて、リズムの変調に対して無理なく自然に合わせていくことができるようになります。

しかし、ただただ平々凡々では負債は溜まっていきます。ここまでに繰り返しお話ししてきたように日々の自分のルーティン（反復）を知り、それを守りながらうまくストレスを「楽しむ」ことが望まれます。**いいストレスとは、「心地よい驚き」です。ルーティンからの予測と現実のほどよい差分、予測誤差に期待することで「ワクワク」感が生まれます。平静と非日常のオンオフのいいリズムを持つことが大切です。**

高齢者にとっては、ルーティンを大切にすることで、セロトニン、メラトニン、オレキシン、オキシトシン、ビタミンＤ、心臓血管ホルモンなどがうまく分泌されます。

オキシトシン、心臓血管ホルモン（ナトリウム利尿ペプチド）については、人との関わり、運動との関連ですでにお話ししました。

セロトニン、**メラトニン**はそれぞれ昼のホルモン、夜のホルモンとして、日内リズムを形作ります。

オレキシンは、昼間に分泌されて、やる気、活気を与えるホルモンです。逆にその抑制剤は副作用が少ない質のいい睡眠をもたらす睡眠剤として臨床の場でよく使われています。

ビタミンDは日の光を浴びることによって作られるホルモンです（ビタミンという名前は間違ってつけられてしまいました）。骨を強くする作用が有名ですが、体の防御力を上げる作用もあり、がんの発生も防ぎます。２０２１年の統計では、１年の日照時間が最も長かったのは、山梨県で２３２０時間、最も短かったのは、山形県の１７３５時間（全国平均２０３４時間）でした。日照時間の少ない東北地方では、大腸がんの発生が多いという調査結果があり、ビタミンDと発がんの関係が指摘されています。夏場の日中は、暑さ、熱中症さらに「皮膚負債」（68ページ参照）にも要注意ですが、一度は、外に出て太陽の光を浴びることが大切です。

こうしたホルモンをうまく利用して、老いに対する「いたわり」を持ってほしいです。

創造は過去と現在とを材料としながら新しい未来を発明する能力です。

与謝野晶子「婦人も参政権を要求す」
（『与謝野晶子評論集』岩波文庫　１９８５年）

五感を磨いてワクワク返済！

年を重ねるにつれて、だんだんと心身にきついと感じることができなくなります。しかし日々の生活のリズムの反復の中に小さな差分を見出して、それを楽しむことで「ワクワク」感を持つことができます。そのために**五感を鋭くして、自分の周囲の状態を鋭く感じ取り、そして、日々の生活の中で生まれる小さな驚きを大切にする習慣を持ってほしい**です。これも一つの投資といえるでしょう。

第二章、47ページでお話ししたように、リズムは自分の五感を使って自分の身体自身が感じ取るものです。年を重ねるにつれ活動量は低下し、どうしても日々のリズムの振れ幅、振動の回数が減ってきます。ですから、なるべく自分の感覚をフルに動員し、その感度を上げて、小さな変化を見つけるようにしてください。その過程で自分に合ったいいリズムを見出すことができれば、もともと脳は〝リズムが好き〟ですから、自然とそのリズムを増幅するように気持ちも体も活性化されていきます。周囲の自然や接する人など自分の外の世界だけではなく、自分の内の世界、つまりお腹の空き具合、便通や歩いた時の心拍数の増加、息を吸い込んだ時の爽快感、息切れしないかなどの身体の具合、内臓の調子にも目を向けるようにしてください。そこに「ワクワクの素」があります。

外の世界に対して耳をふさぐような態度はもったいないです。電車の中や歩いている時、ずっとイヤフォンをしてスマホを食い入るように眺め、ときに前から歩いてくる人にぶつかる様子をよく見かけるのですが、このような生活はいかがなものでしょうか。

われわれは、頭が鈍る（ぼけてくる）から感覚が鈍感になっていくと考えがちですが、これは間違いです。正しくは、**体の感覚が鈍るからぼけてくる**のです。これは、「聴力負債」（64ページ参照）のところでもお話ししました。体の知覚、五感の感度を上げる努力が大切です。ただ、努力といっても楽しくなれる努力です。

60歳を超えたら試してほしい行動の具体的な例をお示しします。

①味に対する感度を上げるために、ささやかでも「ホンモノ」を追求してみる

・お茶やコーヒーの作法を調べて丁寧に淹《い》れて味わってみる
・旬のものを知って、意識的に食べてみる
・いつも使っている調味料と違う銘柄を買ってみる
・おいしい野菜の選び方を調べて、買う時に気をつけてみる

②色に関する感度を上げるために、色彩に意識を向ける生活をしてみる

・展覧会に出かけてみる
・絵本を読む
・洋服のスタイリングや、髪の色なども「もう年だから……」とは思わずに、楽しむようにする

③聴覚の感度を上げるために、これまで聴いたことのない、さまざまなジャンルの音楽を聴いてみる

・大晦日は子どもや孫と一緒に『NHK紅白歌合戦』を見てみる
・家事の最中にラジオを流しっぱなしにして、ちょっと「いいな」と思った音楽を書き留めておく
・美容院やレストランでかかっているBGMで、気になったものは曲名をたずねる

その他にも、**料理への挑戦やペット飼育、観葉植物や野菜の栽培**などもいいと思います。料理はあまり体力を使わなくてよく、しかし構成力が要求されます。ペットは絆ホルモンのオキシトシンの分泌を高めてくれます。「土」を触ると、なぜか安心感が湧きます。腸内細菌の健康における重要さはよく知られていますが、土壌細菌と腸内細菌は似ています。土を触ることで、他生物と共生することの重要さを本能的に感じるのではないかと思います。植物、動物を「育てる」ことは、自分が勝手にはコントロールできない自分の外の世界のものを謙虚に、一生懸命に観察しケアすることです。枯らしてはいけない、死なせてはいけないという適度の緊張感、ストレスとスクスク、ときに予想以上に成長していく様を眺めるワクワク感が生じます。

最近流行りの**「推し」を持つこと**も、ある意味自分が「推す」人を〝育てて〟いると勝

手に思い込むことであり、似た効果があるかもしれません。

「Savoring」という言葉があります。これは「Savor」、すなわち、味や香り、風味や趣を楽しむことを意味します（本来は、お茶などの品質を試すために少量ずつゆっくり飲むことです）。このSavoringの力が強い人、つまり、**日常のなにげない出来事の中に、面白い、心地よいと思えることを見つけ出し、その気付きに感謝することができる人は、幸福度が高い**という調査結果があります。[36]

たのしみは　朝おきいでて　昨日まで　無かりし花の　咲ける見る時

橘《たちばなの》曙覧《あけみ》『独楽吟《どくらくぎん》』

五感は、視覚、聴覚、嗅覚、味覚、触覚ですが、さらに第六感もあります。英語では、gut feeling、腸の感覚といわれます。これは腸内細菌の声とも考えられています。腹の具合を気にする、お腹の声に耳を傾ける、つまり、**腸内細菌を大切にすることは、われわれの体の健康だけではなく、心の安定にもつながります。**腸内細菌は、総重量が1kgにもおよび、われわれは、お腹の中に、一生付き合うペットを飼っているようなものです。

腸内細菌が好むものを食べる（腸に飼っている自分のペットに毎日、きちっと餌をあげる感覚です）ことが大切です。ヨーグルトや乳酸菌飲料に加え、われわれが消化できない腸内細菌の餌である食物繊維（根菜＝ごぼう、たまねぎ、ニンジン、大根など、豆類、海藻、キノコ類、ネバネバ野菜）などを意識的に、多彩に取りたいところです。しかし、こうした食べ物の重要さはわかっていてもなかなか摂取できないという人もいるかと思います。食べたいものを我慢して食べるものを変更すると考えるのではなく、**お腹に飼っているペットのために餌としてもう1品追加で食べる気持ちで気軽に挑戦してほしい**です。

さらに、わたしは、**「空気を読む」**ことも大事だと思っています。これは、周りの人の思いを慮《おもんぱか》って同調圧力の中で忖度《そんたく》するという意味ではありません。**その場でしか味わえない〝臨場感〟です。6つの感覚を総動員して初めて得られる〝第七感〟**です。この感覚を磨くことで、さまざまな場面を楽しむことができるようになります。「空気を楽しむ」

ニュアンスです。

コロナ禍の中、WEBでの会議、オンラインでの学会、コンサートなどを経験してきたわたしたちにとって、その場で直接人と人とが出会って語り合う、その醍醐味、喜び、楽しみはよく理解できると思います。究極の身体感覚、いわば、「皮膚感覚」です。なるべく、人に直接会って、話をしてその空気感を味わってほしいと思います。

本章で紹介してきた賢い投資術は、新しいことをやってみるという点で、最初のとっかかりは少しハードルを感じることもあるかもしれません。ですが、意識してしばらく取り組んでみると、心も体も活性化するものばかりです。自分に合ったものから試してみて、それを継続するもよし、さらに好奇心が広がれば、また別の新しいことをやってみるもよし。

そうしているうちに、いつの間にか、老化負債は自動返済されていくはずです。

おわりに――「若返り」には、終電がない！

われわれは短い人生を受けているのではなく、われわれがそれを短くしているのである。

セネカ『人生の短さについて』

（茂手木元蔵訳　ワイド版岩波文庫　１９９１年）

病気になっても投資はできるのか

年齢を重ねていく中で、がんなどに罹患する、骨折など大きな怪我をする、コロナ感染の後遺症に悩まされることも出てきます。こういう体験をすると、自分の生きるための資金がどんどん減っていく、老化負債は嵩んでいくと、焦り嘆く方も多いと思います。たとえ、それが小さなつまずきであっても、本人が「ダメージ」を感じて、一定期間自分の「リズム」が損なわれる体験をすると、連鎖的に活動が不活発になり不調になっていき、老化負債がどんどん溜まることもあります。とくに高齢になればなるほど、その傾向は大きいです。

確かに、病気という人生のイベントは、通常のリズムを大きく乱す擾乱《じょうらん》です。「疾病に罹患した」という負債は大きく、ときに返済不能な域にまで達する場合もあります。しかし、これまでのリズムを、想定外にいい方向に変調できる、またとない契機でもあります。

がんサバイバーの方は、「畏《おそ》れる」ということが身につきます。わたしは、『からだに、ありがとう——1億人のための健康学講座』（PHPサイエンス・ワールド新書 2012年）で、健康になるためのたった一つの秘訣として、この言葉、「畏れる」を挙げました。すなわち、自分の健康に決して慢心しないで、「健康を本気で気にし続けること」ができるようになります。〝一病息災〟で、いい意味で、臆病になれます。病気になったということは、実はいい資産を得たんだと考えるといいと思います。

ＰＴＳＤ（心的外傷後ストレス障害）はよく知られていますが、ＰＴＧ（心的外傷後成長）という現象もあります。単なる外傷からの立ち直りではなく、１段高いところに成長できる、強くなれる現象を指します。つらい経験を通じて、ものの見方、意味づけなど、自分の人生にとって何が大切なのかの優先順位、価値観が変換されることです。自己中心的、防衛的な考えから、社会的な価値の受け入れ、利他的になれることがあります。

いわゆる「老年的超越」もこの範疇《はんちゅう》の意識の変化です。これは、１９８９年、スウェーデンの社会学者、ラルス・トルンスタムが提唱した考え方で、85歳以上の高齢者になると、それまで自分がこだわっていた社会的な地位や金銭など物質的な、世俗的な執着から解放されるとしています。

ＰＴＧに示される、回復ではなく、成長という考えは、負債返済における「投資」に通じます。単に返済ではなく、利益を生む、すなわち若返りも可能です。

いくつになっても、老化負債を返済するための「投資」はできます。

返済を始めるのに「今さら遅い！」はない！

年齢を重ねる中で、急に、体力が落ちてくる、前にできた当たり前のことができなくなると感じる方も多いと思います。自分のリズムの急激な変化に戸惑うことがあります。「長い時間続けて眠れなくなった」「動作が遅くなった」といったことが、気がつかないうちに起こるというよりは、数カ月の変化で訪れたという体感を持つ人は多いです。本人にとっては「急」な印象なので、自分のこれまでのリズムを守ろう、守りたいと思っても、何かとタイミングがズレることになります。まさに老いを実感する時で、この時は、いら立ち、そして落ち込みます。この急激なリズムの変調、〝新しいリズム〟をどう受け入れればいいのでしょうか。

わたしは『臓器の時間――進み方が寿命を決める』（祥伝社新書 2013年）において、「年齢がすすむにつれて時間の経過が早く感じるようになる」と書きました。若い時には、なかなか時間がたたない、小学校の6年間は本当に長かった。しかし大学の4年はそれほどでもなく、60歳を過ぎるとあっという間に年齢を重ねて、老いていく感じになるのは、万人の実感ではないでしょうか。そう感じる理由の一つは、自分の思考速度、行動速度が老化に従って遅くなるために相対的に、他人の行動、社会の展開のスピードが速くなったように感じるからだと思っています。これが自分と他人のリズムの「ズレ」です。そのことにいら立ち、焦りを感じて、孤立、認知症が進む人も少なくありません。

急激な変化と感じるのは、自分の過去のリズムと今のリズムの「ズレ」を、老いる自分が時間の流れを速く感じるようになる中で、過敏に感じ取ってしまうからです。

しかし、無理をして昔のリズムに戻そうとして焦る必要はありません。新しいリズムを奏でることに期待し、それを楽しむことが「投資」であり、老化負債返済につながります。他人のペース、リズムに合わせなくていい。若い時には理解できなかった新しいリズムがわかるようになるチャンスだと思えばいいのです。

人生のリズム感には、「絶対音感」は必要ないと思います。同じ音でも、その人の置かれた状況の変化で、違う音に聞こえてもいい、そうなるのが自然なのだと思います。

若い時はチャレンジ精神を、老いてからはワクワク感を大切にして、その時の自分のリズムに合った方法で、いくつになっても「投資」を続けていけば、老化負債は見事にはがされ、わたしたちは幸福寿命を延ばしていけるのです。

前途は遠い。そして暗い。然し恐れてはならぬ。恐れない者の前に道は開ける。行け。勇んで。小さき者よ。

有島武郎『小さき者へ・生れ出づる悩み』（新潮文庫　1955年）

謝辞

この本の上梓にあたり、朝日新聞出版書籍編集部・宇都宮健太朗編集長ならびに森鈴香さんに多大のご助力をいただきました。宇都宮さんとは、2018年の『幸福寿命——ホルモンと腸内細菌が導く100年人生』（朝日新書）以来の共同作業となります。前書同様、いつもドローン機のように高みから全体を見渡していただき、刊行に至るまでの正しい道のりを、穏やかに優しく示していただきました。絶大な信頼のもと、安心して執筆を進めることができました。森さんは、今回初めて一緒にお仕事をさせていただく、わたしにとってニューフェースの方でした。本書の目指すものに共鳴し、常に目を輝かせ、「読者の視点」を持って、わたしのあやふやな考え、記述に対して、「わからない!」「なぜ?」「どうしたらいい?」とシンプルに質問をぶつけてこられました。わたしは、何度も立ち往生し、書き直しを余儀なくされました。また質問するだけでなく「これはどうでしょう?」と具体的な例も示していただき大いに助かりました。わたしにとってかゆい所に手が届く「孫の手」のような立場で辛抱強く伴走いただけました。お2人の献身的なご支援に深く感謝いたします。

2024年12月

伊藤 裕

参考文献

1. Dong X et al. Evidence for a limit to human lifespan Nature. 538:257-259, 2016
2. Ismail K et al. Compression of morbidity is observed across cohorts with exceptional longevity J Am Geriatr Soc. 64:1583-1591, 2016
3. Shen X et al. Nonlinear dynamics of multi-omics profiles during human aging Nat Aging 2024 Aug 14. doi: 10.1038/s43587-024-00692-2
4. Yao N et al. Maternal circadian rhythms during pregnancy dictate metabolic plasticity in offspring Cell Metab, in press
5. Nakazato Y et al. Aging and death-associated changes in serum albumin variability over the course of chronic hemodialysis treatment PLoS One. 12:e0185216, 2017
6. Bun S et al. Performance of plasma Aβ42/40, measured using a fully automated immunoassay, across a broad patient population in identifying amyloid status Alzheimers Res Ther 15:149, 2023
7. De Magalhães JP Ageing as a software design flaw Genome Biol. 24:51, 2023
8. Takayama M et al. Morbidity of Tokyo-area centenarians and its relationship to functional status J Gerontol A Biol Sci Med Sci. 62:774-782, 2007
9. Szilard L on The nature of the aging process Proc Natl Acad Sci U S A. 45:30-45, 1959
10. Cagan A et al. Somatic mutation rates scale with lifespan across mammals Nature 604:517-524, 2022
11. Crofts SJC et al. DNA methylation rates scale with maximum lifespan across mammals Nat Aging. 4:27-32, 2024

12. Gunn DA et al. Mortality is written on the face J Gerontol A Biol Sci Med Sci. 71:72-77, 2016
13. Horvath S DNA methylation age of human tissues and cell types Genome Biol. 14:R115, 2013
14. Hishikawa A et al. Predicting exacerbation of renal function by DNA methylation clock and DNA damage of urinary shedding cells: a pilot study Sci Rep. 14:11530, 2024
15. Komaki S et al. Epigenetic profile of Japanese supercentenarians: a cross-sectional study Lancet Healthy Longev. 4:e83-e90,2023
16. Yang J-H et al. Loss of epigenetic information as a cause of mammalian aging Cell. 186:305-326, 2023
17. Vermeij WP et al. Restricted diet delays accelerated ageing and genomic stress in DNA-repair-deficient mice Nature. 537:427-431, 2016
18. Fitzgerald KN et al. Potential reversal of epigenetic age using a diet and lifestyle intervention: a pilot randomized clinical trial Aging (Albany NY).13:9419-9432, 2021
19. Fahy GM et al. Reversal of epigenetic aging and immunosenescent trends in humans Aging Cell. 18:e13 028, 2019
20. Declerck K and Berghe WV Back to the future: Epigenetic clock plasticity towards healthy aging Mech Ageing Dev. 174:18-29, 2018
21. Colman RJ Caloric restriction delays disease onset and mortality in rhesus monkeys Science 325:201-204, 2009
22. Irie J et al. Effect of oral administration of nicotinamide mononucleotide on clinical parameters and nicotinamide metabolite levels in healthy Japanese men Endocr J. 67: 153-160, 2020
23. Mathers JC Nutritional modulation of ageing: genomic

and epigenetic approaches Mech Ageing Dev. 127:584-589, 2006
24. Collins AR et al. Nutritional modulation of DNA repair in a human intervention study Carcinogenesis. 24:511-515, 2003
25. Kenanoglu S et al. Implication of the Mediterranean diet on the human epigenome J Prev Med Hyg. 63(Suppl 3):E44-55, 2022
26. Seaborne RA et al. Human skeletal muscle possesses an epigenetic memory of hypertrophy Sci Rep. 8:1898, 2018
27. Kaliman P et al. Rapid changes in histone deacetylases and inflammatory gene expression in expert meditators Psychoneuroendocrinology 40:96-107, 2014
28. Tamaki M et al. Ghrelin treatment improves physical decline in sarcopenia model mice through muscular enhancement and mitochondrial activation Endocr J. 64:S47-S51, 2017
29. Fujimura K et al. Ghrelin protects against renal damages induced by angiotensin-II via an antioxidative stress mechanism in mice PLoS One. 9:e94373, 2014
30. Miyashita K et al. Natriuretic peptides/cGMP/cGMP-dependent protein kinase cascades promote muscle mitochondrial biogenesis and prevent obesity Diabetes. 58:2880-2892, 2009
31. Baker DJ et al. Clearance of p16Ink4a-positive senescent cells delays ageing-associated disorders Nature 479:232-236, 2011
32. Johmura Y et al. Senolysis by glutaminolysis inhibition ameliorates various age-associated disorders Science. 371:265-270, 2021
33. Wang T-W et al. Blocking PD-L1-PD-1 improves senescence surveillance and ageing phenotypes.Nature.

611:358-364, 2022
34. Suda M et al. Senolytic vaccination improves normal and pathological age-related phenotypes and increases lifespan in progeroid mice Nat Aging. 1:1117-1126, 2021
35. Endo S et al. Intermittent fasting sustainably improves glucose tolerance in normal weight male mice through histone hyperacetylation J Endocr Soc 7:bvad082, 2023
36. Smith JL and Hollinger-Smith L Savoring, resilience, and psychological well-being in older adults Aging Ment Health. 19:192-200, 2015

伊藤　裕 いとう・ひろし
慶應義塾大学名誉教授、慶應義塾大学予防医療センター特任教授、医学博士。1957年、京都市生まれ。京都大学医学部卒業、同大学院医学研究科博士課程修了。ハーバード大学及びスタンフォード大学医学部博士研究員、京都大学大学院医学研究科助教授、慶應義塾大学医学部腎臓内分泌代謝内科教授を経て現職。専門は内分泌学、高血圧、糖尿病、抗加齢医学。世界で初めて「メタボリックドミノ」を提唱。高峰譲吉賞、日本高血圧学会栄誉賞など受賞多数。著書に『幸福寿命——ホルモンと腸内細菌が導く100年人生』『なんでもホルモン——最強の体内物質が人生を変える』(以上、朝日新書)などがある。

朝日新書
984

老化負債《ろうかふさい》

臓器の寿命はこうして決まる

2025年1月30日第1刷発行
2025年3月20日第2刷発行

著者　伊藤　裕

発行者　宇都宮健太朗
カバーデザイン　アンスガー・フォルマー　田嶋佳子
印刷所　TOPPANクロレ株式会社
発行所　朝日新聞出版
〒104-8011　東京都中央区築地5-3-2
電話　03-5541-8832（編集）
　　　03-5540-7793（販売）

Published in Japan by Asahi Shimbun Publications Inc.
ISBN 978-4-02-295297-4
定価はカバーに表示してあります。
落丁・乱丁の場合は弊社業務部(電話03-5540-7800)へご連絡ください。
送料弊社負担にてお取り替えいたします。
JASRAC 出 2409141-502